· 大国医用药心法丛书 ·

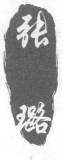

# 五官科疾病证治心法

李成文　刘桂荣◎总主编

胡方林

黎鹏程◎主编

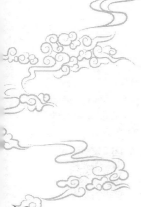

中国健康传媒集团

中国医药科技出版社

## 内 容 提 要

　　张璐是清初三大名医之一，其治学严谨，多有创新和卓识。本书对张璐著作中关于五官科病证的方药证治经验进行了系统梳理，分别从总论、五官各科疾病、五官科常用方剂、五官科常用中药等方面做了全面总结，对深入学习和研究张璐关于五官科证治的学术思想和临床经验大有裨益。

**图书在版编目（CIP）数据**

　　张璐五官科疾病证治心法 / 胡方林，黎鹏程主编 . —北京：中国医药科技出版社，2022.5
　　（大国医用药心法丛书）
　　ISBN 978 - 7 - 5214 - 3098 - 1

　　Ⅰ.①张…　Ⅱ.①胡…　②黎…　Ⅲ.①中医五官科学 - 辨证论治
Ⅳ.①R276

　　中国版本图书馆 CIP 数据核字（2022）第 039880 号

**美术编辑**　陈君杞
**版式设计**　友全图文

出版　**中国健康传媒集团**｜中国医药科技出版社
地址　北京市海淀区文慧园北路甲 22 号
邮编　100082
电话　发行：010 - 62227427　邮购：010 - 62236938
网址　www. cmstp. com
规格　880 × 1230mm $\frac{1}{32}$
印张　7 $\frac{1}{4}$
字数　197 千字
版次　2022 年 5 月第 1 版
印次　2022 年 5 月第 1 次印刷
印刷　三河市万龙印装有限公司
经销　全国各地新华书店
书号　ISBN 978 - 7 - 5214 - 3098 - 1
**定价　35.00 元**

获取新书信息、投稿、为图书纠错，请扫码联系我们。

《大国医用药心法丛书》

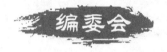

编委会

《张璐五官科疾病证治心法》

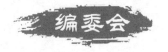
编委会

主　编　胡方林　黎鹏程

副主编　杨艳红　郜文辉　李　花
　　　　邓　娜

编　委　(按姓氏笔画排序)

　　　　邓　娜　卢丽丽　李　花

　　　　杨艳红　吴丽林　陈俊奇

　　　　胡方林　胡秀清　郜文辉

　　　　黎　轲　黎鹏程

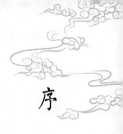

# 序

　　中医药是中华民族优秀文化的瑰宝，千年来赓续不绝，不断发扬光大，一直护佑着中国人民的健康，庇佑中华民族生生不息，并在世界范围内产生着越来越大的影响力和吸引力。中医药在数千年的发展中，涌现出众多的医家。正是这一代代苍生大医，使得中医药学世代传承，汇成了川流不息的文化长河，为中华民族的繁衍和百姓的健康提供了保障，功不可没。历史长河中的名家圣手，穷尽一生的努力，留下了毕生心血实践的理论及光辉的著作，不仅是中华民族更是全人类的宝贵财富。以四大经典为代表的典籍为中医理论体系奠定了基础，历代医家不断研究和阐发，使之不断充实、提高、发展。他们以继承不泥古、发扬不离宗的精神繁荣着中医学。当前，中医药发展虽然面临"天时、地利、人和"的大好局面，但我们对于中医理论的系统学习和创新研究还很迟缓，远未满足中医药事业发展的需要，以及社会进步和人民群众的需求。如何按照中医药自身发展的规律来加快理论创新，促进学术进步，是我们这一代中医学者面临的艰巨任务。历代前贤已经积累了丰富而实用的学术理论和实践经验，并形成了独到的临床诊疗技艺，但却还没有得到很好的传承，继承不足，创新也就缺乏动力，制约着中医药事业的持续健康发展。

　　幸运的是，我们党和政府高度重视中医药工作，特别是党的十八大以来，以习近平同志为核心的党中央把中医药工作摆在更加突出的位置，出台了一系列推进中医药事业发展的重要政策和措施，中医药改革发展取得显著成绩。在抗击新冠肺炎疫情过程中，中医药的应用取得了令人信服的成效，中医药方案具有独特性、可及性、社会性、安全性、经济性、多样性六大优势，获得了社会各界的普遍认可。古老的中医药历久弥新，正在被越来越多的人所接受。

《"健康中国2030"规划纲要》提出，实施中医药传承创新工程，重视中医药经典医籍研读及挖掘，全面系统继承历代各家学术理论、流派及学说，不断弘扬当代名老中医药专家学术思想和临床诊疗经验，挖掘民间诊疗技术和方药，推进中医药文化传承与发展。这也是本丛书策划出版的初心和宗旨。

本丛书精选了自金元时期至清代共10位杰出医家，系统整理了他们独特的方药应用和临证经验。这些医家皆为应用方药具有代表性或学术特色突出的医家，论治疾病经验丰富，常于平淡之中见神奇，论述平实且切合临床实际；其所记录医案众多而真实，其治法方药均可师可法，治疗思路颇具启发性。

本次整理研究，是在反复阅读原著、把握全局的基础上，对医家的学术经验进行了全面探讨，尽量反映其临证思维方法，还原其用药思路、方法和规律，全书收罗广博、条分缕析，详略适中，有利于读者掌握医家应用方药的原理及临床运用规律，以适应当前临床实际的需要。

丛书内容完全出自医家原著，最大限度地反映医家本人的经验论述，不添加任何现代人的观点和评价，希望读者读来能有原汁原味、酣畅淋漓的感觉。另外，凡入药成分涉及国家禁猎和保护动物的（如犀角、虎骨等），为保持古籍原貌，原则上不改。但在临床运用时，应使用相关替代品。

本丛书的参编涉及全国多所高等中医院校及医疗机构的多位专家、学者。全体作者历时5年，怀着对中医药事业的赤子之心，在中医药传承道路上，默默奉献，以实际行动切实履行了"继承好、发展好、利用好"中医药学术的重大使命。

希望丛书能成为中医药院校在校学生和中医、中西医结合医生的良师益友；成为医疗、教学、科研机构及各图书馆的永久珍藏。

由于种种原因，丛书难免有疏漏之处，敬请读者不吝批评指正，以利于本书修订和完善。

在此衷心感谢中国医药科技出版社的大力支持！

丛书编委会
2021年9月

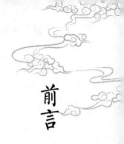

　　张璐是清代初期的著名医家，具有 60 多年临床经验，才学兼备，注重理论联系实际，广搜博览，由博返约，做到了"千古名言之论，统叙一堂；八方风气之疾，汇通一脉"，成就卓著。张璐著有《张氏医通》《本经逢原》《伤寒绪论》《伤寒缵论》《伤寒舌鉴》《伤寒兼证析义》《诊宗三昧》等书。张璐学验俱丰，理论与临床并重，其论述五官科疾病的辨证施治和方药应用主要见于《张氏医通·卷八·七窍门》《张氏医通·卷十五·目门》《张氏医通·卷十五·耳门》及《张氏医通·卷十五·鼻门》中，而《张氏医通》中有关内科、妇科、儿科疾病的论述中也有五官科疾病的辨证施治和方药的应用相关知识。此外，与五官科疾病相关的诊疗方法及方药应用还散见于《伤寒兼证析义》《诊宗三昧》《本经逢原》等书。因此，将相关书籍中分散的五官科疾病内容进行合并重编，按五官科常见疾病的历代医论、病因病机，每种疾病的常见证型、主要症状、治法、处方、用药，疾病的用药禁忌、转归预后及典型医案顺序排列，附以五官科疾病常用方剂及常用药物，并标明出处，能够突出著名中医学家张璐对五官科疾病的辨证施治和方药应用成就，对于全面学习和掌握其临证用药经验与规律，提高临床疗效，具有重要的现实意义与深远的历史意义。

　　书中五官科疾病常用药物仍保留《本经逢原》体例，以药物性味为先，次以主治、发明，内容广泛，旁征博引。凡涉及国家禁猎和保护动物的中药（如犀角、虎骨、穿山甲等），为保持书籍原貌，原则上不改，读者在临床运用时，应使用相关代用品。作为古籍整理，应去其糟粕取其精华，有些方法目前已不适用于现代临床，整理时则予以删除，以适用于现代临床的需要，如用猫尿治疗虫入耳中、以菖串咽下拽下治疗误吞鱼钩、荸荠生嚼多食治疗误吞钱币、狗涎治骨哽等医论则在本书整理时予以删除。

本书特点是突出著名中医学家张璐治疗五官科疾病辨证施治和方药应用经验与规律，将散见于四本书的五官科疾病的辨证施治和方药应用等内容，合并重编，可全面反映张璐治疗五官科疾病辨证施治和方药应用心得。本书可作为中医临床、教学、科研之参考，适合于中医药院校在校学生和中医临床医师使用，既是学习张璐治疗五官科疾病临床经验的实用读本，又是广大医务人员的临床参考书。

本书在编写过程中得到了湖南中医药大学胡方林教授的指导和帮助，在此表示衷心感谢，由于时间仓促，加之水平有限，虽经多次修改，书中不当之处在所难免，敬请各位同仁指正。

黎鹏程

2020 年 11 月

# 目 录

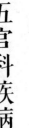

# 五官科疾病总论

# 第一章

## 第一节 经脉主病

经脉出自《灵枢》，本当全篇融贯熟读，为医门之实学。第苦觊缕交加，难于诵记。于是稍为裁削，略其繁词，兼取轩岐、仲景切于经脉之文，参入一二，以为决诊之捷法。若言笔削圣经，则我何敢？（《伤寒兼证析义·附·经脉》）

### 一、手阳明大肠经主病

大肠手阳明之脉起于大指次指之端（肺脉出次指，大肠脉即受肺交而起食指），出合谷两骨之间，上入两筋之中，循臂上廉入肘外廉，上臑外前廉，上肩出髃骨之前廉，上出柱骨之会上，下入缺盆，络肺下膈，属大肠（大肠上接小肠、下接回肠，传送不洁之物，必待肺气下行，故与肺为表里）。其支者，从缺盆上颈，贯颊，入下齿，挟口，交人中，左之右，右之左，上挟鼻孔。（《伤寒兼证析义·附·经脉》）

是动，则病齿痛（必恶热饮）颊肿。是主津所生病者（大肠与肺为表里，肺主气，津由气化。故凡大肠之或泄或闭，皆津所生之病也），目黄口干，鼻衄喉痹（能言），腹中雷鸣切痛，感寒则泄，气常冲胸。疟（日发而渴），肩前臑痛，次指不用，气有余，则当脉所过者热肿，皮肤谷谷然坚肿而不痛，虚则寒栗不复。肩背肘臂

外痛，盛者人迎大三倍于寸口，虚者人迎反小于寸口也。（《伤寒兼证析义·附·经脉》）

## 二、 足阳明胃经主病

胃足阳明之脉，起于鼻之交頞中，入上齿，挟口环唇，出人迎（穴名，在面），络于目（阳明主肉，其脉挟鼻络于目），上耳前，循发际至额颅。其支者，下人迎（穴名，在颈动脉应手），循喉咙，入缺盆，下膈，属胃，络脾。其直者，从缺盆下乳，挟脐，入气街中（气冲穴也）。其支者，起胃口，循腹里，下气街中，而合以下髀间，抵伏兔（伏兔在膝上六寸，髀关在伏兔后），下膝髌中，循胫外廉，下足跗，入中趾内间。其支者，下膝，入次趾外间（足阳明厉兑、内庭、陷谷皆在次趾。《灵枢》《甲乙》《脉经》俱作中指，误）。其支者，别跗上，入大趾间出其端。（《伤寒兼证析义·附·经脉》）

是动，则病沥沥振寒，善伸数欠，颜黑（伸欠颜黑，土胜水也），恶人与火（胃实则热，热则恶火），闻木音则惕然而惊（土恶木邪故惊也）。心欲动，独闭户塞牖而处，甚则欲上高而歌，弃衣而走（阳盛则四肢实，实则能登高也），贲响腹胀（火盛与水相激，搏有声即肠鸣也，《本输篇》云：大肠小肠皆属于胃），骂詈不避亲疏（土热蒸于心胸，神明则乱也）。（《伤寒兼证析义·附·经脉》）

是主血所生病者（阳明多气多血，是主血所生病）。狂疟（间日发而不渴），湿淫（湿浊下渗也），阴痿足废（冲、督、带三脉皆聚阳明，阳明主润宗筋，宗筋主束骨而利机关也），汗出，鼻衄，唇漯漯暴难言，甚则不能言，面肿齿痛（必恶清饮），口㖞唇胗（人中肿也），面赤热颈肿喉痹（不能言），大腹水胀（土病不能制水也），膝髌肿痛，膺乳，气街，股骱外廉，足跗上皆痛，次指不用，腹胀，胃脘当脐而痛，上支两胁膈塞不通，饮食不下，胃中不和则不能正偃，腹中鸣，身重难以行。胃热，则宗气喘数（胃之大络名虚里，出左乳下，其动应衣，宗气也）。气盛，则身以前皆热，消谷善饥，溺色黄（此阳明实热在经在腑之辨也）；气不足，则身以前皆寒栗。胃中寒则胀满（此阳明虚寒在经在腑之辨也）。盛者

人迎大三倍于寸口，虚者人迎反小于寸口也。（《伤寒兼证析义·附·经脉》）

### 三、 足太阴脾经主病

脾足太阴之脉，起于大趾之端，上内踝，循股内前廉，入腹，属脾，络胃，上膈，挟咽，连舌本，散舌下。其支者，复从胃别上膈，注心中。（《伤寒兼证析义·附·经脉》）

是动，则病舌本强。食则呕（脾气暖则健，故食易消，寒则衰，故食不化而呕逆），胃脘痛，腹胀善噫（脾脉入腹属脾络胃，故为痛为胀，阴盛而上走阳明，故气滞而为噫）。得后与气，则快然如衰（病后矢气，则快然。如病衰，但倦怠耳），身体皆重（脾湿之气下流也）。（《伤寒兼证析义·附·经脉》）

是主脾所生病者，舌本强（气病则强，血病则痛），烦心，心下急痛，寒疟溏瘕泄（脾寒则为溏泄，脾滞则为瘕瘕）。水闭黄瘅，不能卧（水气逆满伤气也），善饥善味，肉痿足不收，行善瘛，强立股膝内肿厥，大趾不用，寒甚则厥而响响然，腹中谷谷，便溲难，心痛引背不得息，实则腹胀，泾溲不利，身尽痛。虚则四肢不用，五脏不安，百节皆纵，腹大肠鸣，飧泄，面黄不嗜食，食不化，嗜卧，九窍不通，身体不能动摇，当脐上下左右动气，气绝则脉不营肌肉，舌萎，人中满，唇反。盛者，寸口大三倍于人迎；虚者，寸口反小于人迎也。（《伤寒兼证析义·附·经脉》）

### 四、 手少阴心经主病

心手少阴之脉，起于心中，出属心系，下膈，络小肠。其支者，从心系上挟咽，系目系。其直者，复从心系上肺，出腋下，下肘，内循臂内后廉，入掌内，循小指之内出其端（心系有二：一则上与肺通，为心包络之系；一则下络小肠，为周身血脉之总司）。（《伤寒兼证析义·附·经脉》）

是动，则病嗌干心痛，渴而欲饮（心火炎则心液耗，故浊而欲饮），善笑善忘，眩仆烦心，善惊不寐。（《伤寒兼证析义·附·经脉》）

是主心所生病者，目黄，膺背肩胠满痛，臑臂内后廉痛，厥掌中热而捥浸淫疮疡。舌干焦苦，消渴舌破，心胸间汗，实则笑不休，虚则悲。胸腹大，胁下与腰相引而痛。气绝，则脉不通，血不流，髦色不泽，面黑如漆柴。盛者寸口大再倍于人迎，虚者寸口反小于人迎也。（《伤寒兼证析义·附·经脉》）

### 五、 手太阳小肠经主病

小肠手太阳之脉，起于小指之端，循手外侧上腕，循臂骨下廉，出肘内侧两筋间，上循臑外后廉，交肩，上入缺盆，上冲心，贯肝肺，络心，循咽，下膈，抵胃，属小肠。其支者，从缺盆循颈上颊，至目锐眦，却入耳中。其支者，别颊上䪼抵鼻，至目内眦。（《伤寒兼证析义·附·经脉》）

是动，则病嗌痛，颔肿不可以顾，痛在颈侧也，肩似拔，臑似折。（《伤寒兼证析义·附·经脉》）

是主液所生病者（小肠主泌别清浊，宿则清浊不分而流衍无制，是主液所生病也），耳聋、目黄、颊肿、鼻衄（不成流），颈颔肩臑肘臂外后廉皆痛，虚则小腹控睾，引腰脊上冲心而痛。盛者，人迎大再倍于寸口，虚者人迎反小于寸口也。（《伤寒兼证析义·附·经脉》）

### 六、 足太阳膀胱经主病

膀胱足太阳之脉，起于目内眦（睛明穴也），上额交巅。其支者，从巅至耳上角。其直者，从巅入络脑，还出别下项，循肩臑内，挟脊抵腰中，入循膂络肾，属膀胱。其支者，从腰中下贯臀，入腘中。其支者，从髆内左右别，下贯胛，挟脊内，过髀枢，下合腘中，以下贯踹内（踹音湍，足跟也），至小趾外侧。（《伤寒兼证析义·附·经脉》）

是动，则病冲头痛（邪循经上而痛也），目似脱，项似拔（痛在项后不可俛仰），脊痛腰似折（痛上寒），髀不可以曲，腘如结踹如裂。（《伤寒兼证析义·附·经脉》）

是主骨所生病者（肾主骨，膀胱为肾之府，故亦主之。世本作是主筋所生病者，误），痔疟（虚则痔盛则疟），狂癫疾（邪入于阳也），头囟（音信）项痛目黄（为蓄血）。泪出鼻衄（则成流），小腹遍肿而痛，以手按之，即欲小便而不得。胞痹，少腹按之内痛，若沃以汤涩于小便。上为清涕，膀胱不利为癃，不约为遗溺也。项背腰尻腘踹脚皆痛，小趾不用。盛者，人迎大再倍于寸口。虚者，人迎反小于寸口也。（《伤寒兼证析义·附·经脉》）

### 七、足少阴肾经主病

肾足少阴之脉，起于足小趾之下，斜走足心，循内踝后别入足跟中，出腘内廉，上股内后廉，贯脊，属肾，络膀胱。其直者，从肾上贯肝膈，入肺中，循喉咙挟舌本。其支者，从横骨中挟脐循腹上行而入肺（横骨一名下极），从肺出络心，注胸中（肾藏有二，其脉交通水火。左者，直上入肺而循喉挟舌；右者，直行脐腹而上络心胞。越人以右肾为命门，非也）。（《伤寒兼证析义·附·经脉》）

是动，则病饥不欲食（阴火上乘，虽饥不欲食也），面如漆柴（肾水枯也），咳唾则有血（真阴损而延及其母也），喝喝而喘（肾水不能上通于肺也），口干咯血，坐而欲起（阴虚阳扰而不能静也），目晾晾如无所见（目之明在瞳子，瞳子者，骨之精，肾气内夺，故目晾晾如无所见也），心如悬若饥状（心肾不交则精神离散，故心如悬。阴虚则内馁，故常若饥状）。气不足则善恐，心惕惕如人将捕之（肾主志为恐，肾气怯，故惕惕如人将捕之）。（《伤寒兼证析义·附·经脉》）

是主肾所生病者，耳鸣、遗泄、口热、舌干、咽肿、上气、咽干及痛（厥气走而不能言，手足清，大便自利，口热如胶），烦心心痛（痛引腰脊而欲呕），黄瘅（水虚土实，故为瘅，其额上必黑），肠澼（肾开窍于二阴，故为肠澼，寒则利清谷，热则便脓血），脊股内后廉痛，痿厥嗜卧，泄利下重，足下热而痛，小腹急痛，腰下冷痛，自言腹胀满而实不满，胫肿烦冤（烦为烦扰，冤为冤热），骨痿不能起，胁中清（胁音抄，季胁下也），趾清黑清厥，意不乐，四肢不收，身重，寝汗出憎风，气绝则肉软怯，齿长而垢，发无泽。盛者，寸口大再倍于人迎；虚者，寸口反小于人迎也。（《伤寒兼证析义·附·经脉》）

### 八、 手厥阴心包经主病

心主手厥阴心包络之脉，起于胸中，出属心包络（诸邪之在心者，皆心包络受之），下膈，历络三焦。其支者，循胸出胁，下腋，循臑内入肘中，下臂行两筋间，入掌中，循中指。其支者，别掌中，循次指出其端（无名指也）。（《伤寒兼证析义·附·经脉》）

是动，则病手心热，臂肘挛急，腋肿，甚则胸胁支满，心中澹澹大动，面赤目黄，喜笑不休。（《伤寒兼证析义·附·经脉》）

是主脉所生病者（诸脉虽属于心，而行太阴肺部脉之运动皆由包络之火，故又为心包所主），烦心心痛（痛引腋胁而欲咳），掌中热（脉起心胸入掌中也）。盛者，寸口大一倍于人迎；虚者，寸口反小于人迎也。（《伤寒兼证析义·附·经脉》）

### 九、 手少阳三焦经主病

三焦手少阳之脉，起于小指次指之端，上出两指之间，循手表腕出臂外两骨间，上贯肘，循臑外，上肩，入缺盆，布膻中，散络心包，下膈，循属三焦。其支者，从膻中上出缺盆，上项，系耳后，出耳上角，以屈下颊至䪼。其支者，从耳后入耳中，出耳前交颊，至目锐眦（三焦有上、中、下之名，其形则一，在七节两肾之中，所谓上焦如雾，中焦如沤，下焦如渎者，是形容三焦之用，非实有三处也）。（《伤寒兼证析义·附·经脉》）

是动则病耳聋浑浑焞焞而痛，咽肿喉痹（三焦之气通于喉，喉不和则痹肿矣），往来寒热。（《伤寒兼证析义·附·经脉》）

是主气所生病者（三焦为决渎之官，水病必由于气也），汗出，目锐眦痛，颊痛，耳鸣，耳后肩臑肘臂外皆痛，小指次指不用，腹气满，小腹尤坚，不得小便。溢则水留，即为胀。盛者，人迎大一倍于寸口；虚者，人迎反小于寸口也。（《伤寒兼证析义·附·经脉》）

## 十、 足少阳胆经主病

胆足少阳之脉，起于目锐眦，上抵头角，下耳后，循颈至肩，上入缺盆。其支者，从耳后入耳中，出走耳前，至目锐眦后。其支者，别锐眦，下人迎，合手少阳抵颇，下颊车，合缺盆，以下胸中，贯膈，络肝属胆，循胁里，出气街，绕毛际，横入髀厌中（即髀枢）。其直者，从缺盆下腋，循胸，过季胁，下合髀厌中，出膝外廉，循足跗入小趾次趾之间。其支者，别足跗，入大趾间。（《伤寒兼证析义·附·经脉》）

是动则病口苦（胆病则液泄，故口苦），呕宿汁善太息（胆郁则气不舒故善太息），惊惕，心下澹澹，恐人将捕之。咽中介介然数唾，心胁痛不能转侧（足少阳之别，贯心，循胁里，故病则不能转侧），耳无所闻，甚则面有微尘，体无膏泽（胆病则春升之令不行，如木之枝叶凋瘁而色枯槁也）。足外反热，是为阳厥（病本属火，故为阳厥）。（《伤寒兼证析义·附·经脉》）

是主筋所生病者（肝主筋，胆为肝之府，故亦主之。世本是主骨所生病者，误），头角颔痛，目锐眦痛，缺盆中肿痛，腋下肿，马刀挟瘿，汗出振寒疟（胆居表里之半，阴胜则振寒，阳胜则汗出故疟），胸胁膝胫踝前诸节皆痛，小趾次趾不用，少阳终者耳聋，百节尽纵，目系绝。盛者，人迎大一倍于寸口；虚者，人迎反小于寸口也。（《伤寒兼证析义·附·经脉》）

## 十一、 足厥阴肝经主病

肝足厥阴之脉，起于足大趾，上循足跗，上腘内廉，循阴股，环阴器，抵小腹挟胃，属肝络胆，上贯膈，布胁肋，循喉咙之后上入颃颡，连目系，上出额，与督脉会于巅。其支者，从目系下颊里，环唇内。其支者，复从肝别贯膈，上注肺。（《伤寒兼证析义·附·经脉》）

是动则病闭目不欲见人，腰痛不可俯仰（痛上热），丈夫颓疝，妇人少腹肿，甚则咽干面尘脱色，渐渐时寒热，两胁下痛引少腹，上下无常处，淋溲便难，胁痛支满，手足青，面青唇黑。（《伤寒兼证析义·附·经脉》）

是主肝所生病者，胸满呕逆作酸，飧泄狐疝，遗溺闭癃，颊肿喉痹（吐脓血），吐血下血（暴涌不止），瘰疬恶风，浑身酸麻疼痛，四肢满闷，筋痿不能起，阴缩两筋急，转筋足逆冷，胫酸阴痒，盛则善怒，忽忽眩冒（眩晕也）而巅疾（巅顶痛也）。气逆则头痛耳聋，目赤肿痛。虚则目䀮䀮无所见，耳无所闻，善恐，如人将捕之（善恐，如人将捕有三：足少阴是肾藏精气虚衰，足少阳是胆虚寒涩溃沃，足厥阴是肝虚神魂不宁。一属精伤，一属涩沫，一属血虚，不可不辨）。气绝则筋急引舌与卵，唇青。盛者，寸口大一倍于人迎；虚者，寸口反小于人迎也。（《伤寒兼证析义·附·经脉》）

## 第二节　络脉主病

非若经气之常升，络气之常降也。所以者何？盖缘经起中焦，恒随营气下行极而上，故其诊在寸。络起下焦，恒附营气上行极而下，故其诊在尺。虽经有明论，而世罕究其旨者。《通评虚实论》云：经络皆实，寸脉急而尺缓。言经中所受之邪，即随经而盛于上。络气虽实，当无下陷之邪，则尺部不为之热满矣。次云络气不足，经气有余。脉口热满，尺部寒涩，有余则热满，是指邪气而言，非经气之充实也。不足则寒涩，络气本虚之验也。（《诊宗三昧·经络》）

又云：经虚络满者，尺部热满，脉口寒涩。络满亦指邪气。以经中之邪陷于络，故尺部为之热满也。按《金匮》云：极寒伤经，极热伤络。盖经受寒邪而发热，络受热邪而传次溢入于奇经矣。然经络之脉，虽各有疆界，各有司属，各有交会，而实混然一区，全在大气鼓运，营血灌注，方无偏胜竭绝之虞。（《诊宗三昧·经络》）

经云：气主煦之，血主濡之。又言邪在气，气为是动；邪在血，血为所生病。是以十二经脉，各以分隶气血之所属也。其经络二字，方书中靡不并举，曷知络脉皆不离本经之部分。虽十二经外别有阴络、阳络、脾之大络三种，而为病亦不殊本经之血气也。盖络脉之病，虽略亚于本经，然邪伏幽隐，气难升散，不似经脉之循经上下，易于开发也。而奇经又为十二经之约束，若脏气安和，经脉调畅，八脉之形，无从而见也。即经络受邪，不至满溢，与奇经亦无预也。惟是经络之邪热满，势必溢入于奇经，所以越人有沟渠满溢，诸经不能复拘之喻。（《诊宗三昧·经络》）

## 第三节　奇经主病

或问奇经诸脉，何以异于十二经，而以奇字目之？答曰：夫十二经者，经脉之常度也。其源各从脏腑而发，虽有枝别，其实一气贯通，曾无间断。其经皆直行上下，故谓之经。十五络者，经脉之联属也。其端各从经脉而发，头绪散漫不一，非若经脉之如环无端也。以其斜行左右，遂名曰络。奇经为诸经之别贯，经经自为起止，各司前后上下之阴阳血气，不主一脏一腑，随邪气之满溢而为病。故脉之发现诸部皆乖戾不和，是古圣以奇字称之。（《诊宗三昧·经络》）

或有脏气内结，邪气外溢，竟从奇经受病者有之。复问八脉之形象与病苦，可得闻乎？答曰：在经有也。吾尝考诸经中，言冲脉直上直下而中央牢。病苦逆气里急，督脉直上直下而中央浮。病苦脊强，不得俯仰。任脉横寸口边，丸丸紧细而长。病苦少腹切痛，男子内结七疝，女子带下瘕聚。阳维尺外斜上至寸而浮，病苦寒热，溶溶不能自收持。阴维尺内斜上至寸而沉，病苦心痛，怅然失志。阳跷寸口左右弹，浮而细绵绵，病苦阴缓而阳急。阴跷尺内左右弹，沉而细绵绵，病苦阳缓而阴急。带脉中部左右弹而横滑，病苦腹痛，腰溶溶若坐水中。《内经》所言奇经之脉象如是。凡遇五痫七疝，项痉背强，发歇不时，外内无定之证，刚劲不伦，殊异寻常之脉，便于奇经中求之。或问奇经之奇字，昔人咸以奇偶之奇为训，未审孰是。因语之曰：读书须要自立主见，切勿浮溿溿地随人脚跟。设泥昔人奇偶之说，不当有阴阳维跷之配偶也。坐客皆举手

称善，请着玉版，以为奇恒之别鉴。(《诊宗三昧·经络》)

脉有奇常，十二经者，常脉也。所见诸症皆平常无奇，其奇经八脉交加中外，络绎诸经，所见诸症皆忽起忽伏，脉亦倏去倏来，故谓之奇。旧说以为奇偶之奇，恐非至当。若尔则不应有阴阳维跷(音窍，平声)之偶矣。所谓督脉督于身后诸阳，任脉任于身前诸阴；冲为诸脉之海，又为血海；阳维维络诸阳，主一身之表；阴维维络诸阴，主一身之里；阳跷得足太阳之别，主一身左右诸阳；阴跷得足少阴之别，主一身左右诸阴；二跷皆起足跟中，使人跷捷；带脉横束季胁，约束诸脉，为诸经之别贯。各有专司，盖人身之气血常行于十二经，而后及于八脉。若受邪则先伤八脉，而后传次六经，所以越人譬之沟渠，沟渠满溢，诸经不能复拘也。(《伤寒兼证析义·附·奇经》)

## 一、督脉主病

督脉起于下极之俞，并于脊里，上至风府(项中央之脉，督脉也，名曰风府)，入属于脑，阳脉之海也。其络循阴器，合篡间，绕篡后绕臀，至少阴与巨阳中络者合少阴，上股内后廉，贯脊属肾。与太阳起于目内眦，上额交巅，上入络脑，还出别下项循肩膊内，挟脊抵腰中，入循膂络肾，其男子循茎下至篡，与女子等少腹直上者，贯脐中央，上贯心入喉，上颐环唇，上系两目之内中央。(《伤寒兼证析义·附·奇经》)

动苦少腹上冲心而痛，不得前后为冲疝，其女子不孕，癃痔遗溺，嗌干，卒口噤，背反张瘛瘲，腰背强痛，不得俯仰，脊强反折及痛，头重不举，大人癫疾，小儿风痫。其脉直上直下而中央浮，或尺寸强俱直而浮者，直督脉也。(《伤寒兼证析义·附·奇经》)

## 二、冲脉主病

冲脉起于少腹之内胞中，为血之海也。其浮于外者，起于气街(即气冲在少腹)，并足少阴之经(《难经》云：并足阳明之经。以穴考之，足阳明挟脐各二寸而下行与冲脉会于宗筋。足少阴挟脐五分而上行，《针经》所载冲脉在腹关元等穴，皆属少阴非阳明也明

矣），挟脐上行，至胸中而散。冲脉、任脉，皆起于胞中，上循背里，为经络之海。（《伤寒兼证析义·附·奇经》）

动苦逆气里急，气上冲，咽喉不得息。喘息有音不得卧，腹中刺痛拘急，寒气客于冲脉则脉不通，故喘动应手有寒疝痛，则上引胸中也。其脉直上直下，而中央牢者，冲脉也。凡有两手脉，浮之俱有阳，沉之俱有阴，阴阳皆盛，此冲督之脉也（冲主沉牢，督主浮革）。冲督为十二经之道路，冲督用事，则十二经不复朝于寸口，其人恍惚痴狂，刺冲督。（《伤寒兼证析义·附·奇经》）

### 三、 阳维脉主病

阳维起于诸阳之会（诸阳皆会于头），主持卫气。其脉发于足太阳外踝，循膝外廉，上髀关，抵少腹，侧循胁肋，斜上肘，会手足太阳阳跷于臑俞（在背后胛上谷中），上循耳，会督脉于风府，上脑空，下至风池，与诸阳会于头。（《伤寒兼证析义·附·奇经》）

动苦寒热（阳维为病在表，故苦寒热。而足太阳少阳始终联附，故二经为病苦寒热），腰痛，痛上怫然肿，又腰痛不可以咳，咳则筋缩急。肌肉痹痒皮肤痛，下部不仁，汗出而寒，羊痫倒仆（多发于日），手足相引，甚者不能言。若阳维不能维于阳，则溶溶不能自收持（溶溶，缓纵貌）。其脉从尺外斜上至寸而浮者，阳维也。（《伤寒兼证析义·附·奇经》）

### 四、 阴维脉主病

阴维起于诸阴之交（诸阴皆交于胸），主持营血，其脉发于足少阴内踝，循股内廉，上行入少腹，会足三阴，上腹里（去腹中行四寸半），循胁会足厥阴于期门（直乳下一寸半），上胸胁挟咽，与任脉会于颈。（《伤寒兼证析义·附·奇经》）

动苦心痛（阴维为病在里，故苦心痛。阴维虽交三阴，与任脉同归，故心痛腹痛多属少阴，而兼阴维任脉也），胁满腰痛。甚则悲以恐，癫疾失音（多发于夜），肌肉痹痒，汗出恶风，身洗洗然（洗与洒同）。若阴维不能维于阴，则怅然失志。其脉从尺内斜上至寸而沉实者，阴维也。（《伤寒兼证析义·附·奇经》）

### 五、 阳跷脉主病

阳跷起于足跟内，出外踝直上，循股外廉，循胁后胛上，行肩膊外，上挟口吻至目内，上行发际后入风池。(《伤寒兼证析义·附·奇经》)

动苦缓纵不收，阴缓而阳急（阳跷脉急当从外踝以上急，内踝以上缓），腰背痛，羊痫倒仆（多发于日），恶风偏枯，㾭痹体强，目瞑不得瞑，其脉寸口左右弹，浮而细绵绵者，阳跷也。(《伤寒兼证析义·附·奇经》)

### 六、 阴跷脉主病

阴跷起于然谷之后，上内踝之上，直上循阴股，入阴中，上循胸里，入缺盆，上出人迎之前，入鼻，属目内眦，至咽喉，交贯冲脉。(《伤寒兼证析义·附·奇经》)

动苦拘急不弛，阳缓而阴急（阴跷脉急，当从内踝以上急，外踝以上缓），少腹痛里急，腰痛相引阴中，男子阴疝，女子漏下不止，癫疾寒热（多发于夜），皮肤淫痹，风痉瘈疭，目闭不能开，其脉尺内左右弹，沉而细绵绵者，阴跷也。(《伤寒兼证析义·附·奇经》)

## 第四节　问辨声色法

或问医以声色之辨，为神圣妙用，而审切反居其次，何也？答曰：夫色者神之华，声者气之发，神气为生阳之证验。在诊察之际，不待问而阴阳虚实之机，先见于耳目间矣。予于《伤寒绪论》，言之颇详，姑以大略陈之。(《诊宗三昧·口问十二则·问辨声色法》)

### 一、 辨色

色贵明润，不欲沉夭。凡暴感客邪之色，不妨昏浊壅滞。病久气虚，只宜瘦削清癯。若病邪方锐，而清白少神，虚羸久困，而妖媚鲜泽，咸非正色。五色之中，青黑黯惨。无论病之新久，总属阳气不振。惟黄色见于面目，而不至索泽者，皆为向愈之候。若眼胞上下如烟煤者，寒痰也；眼黑颊赤者，热痰也；眼黑而行步艰难呻吟者，痰饮入骨也；眼黑而面带土色，四肢痿痹，屈伸不便者，风痰也。病人见黄色光泽者，为有胃气，不死；干黄者，为津液之槁，多凶。目睛黄者，非瘅即衄；目黄大烦为病进，平人黑气起于口鼻耳目者危。若赤色见于两颧，黑气出于神庭，乃大气入于心肾，暴亡之兆也。（《诊宗三昧·口问十二则·问辨声色法》）

## 二、辨声

至于声者，虽出肺胃，实发丹田。其轻清重浊，虽由基始，要以不异平时为吉。如病剧而声音清朗如常者，形病气不病也。始病即气壅声浊者，邪干清道也。病未久而语声不续者，其人中气本虚也。脉之呻者，病也。言迟者，风也。多言者，火之用事也。声如从室中言者，中气之湿也。言而微，终日乃复言者，正气之夺也。衣被不敛，言语善恶，不避亲疏者，神明之乱也。出言懒怯，先重后轻者，内伤元气也。出言壮厉，先轻后重者，外感客邪也。攒眉呻吟者，头痛也。噫气以手抚心者，中脘痛也。呻吟不能转身，坐而下一脚者，腰痛也。摇头以手扪腮者，齿颊痛也。呻吟不能行步者，腰脚痛也。诊时吁气者，郁结也。摇头言者，里痛也。形羸声哑者劳瘵，咽中有肺花疮也。暴哑者，风痰伏火，或怒喊哀号所致也。言语謇涩者，风痰也。诊时独言独语，不知首尾者，思虑伤神也。伤寒坏病，声哑，唇口有疮者，狐惑也。平人无寒热，短气不足以息者，痰火也。声色之诊最繁，无庸琐述，以混耳目。（《诊宗三昧·口问十二则·问辨声色法》）

# 第一节　目疾总论

## 一、五轮八廓学说

《内经》曰：五脏六腑之精气，皆上注于目，而为之睛，睛之窠为眼，骨之精为瞳子，筋之精为黑眼，血之精为络，其窠气之精为白眼，肌肉之精为约束，裹撷筋骨，血气之精而与脉并为系，上属于脑，后出于项中，后世五轮八廓盖本诸此。（《张氏医通·卷八·七窍门上·目疾统论》）

《银海精微》曰：夫眼者，乃五脏之精华，如日月丽天，昭明而不可掩者也。其首尾赤翳属心，其满眼白睛属肺，其乌睛裹撷属肝，其上下肉胞属脾，而中间一点黑瞳如漆者，肾实主之。是随五脏各有证应，然论所主，则瞳子之关系重焉，何以言之？目者肝之外候也，肝取木，肾取水，水能生木，子肝母肾，焉有子母而能相离者哉？故肝肾之气充，则精彩光明。（《张氏医通·卷八·七窍门上·目疾统论》）

五轮八廓所属，五轮者，肝属木，曰风轮，在眼为黑睛；心属火，曰血轮，在目为二眦；脾属土，曰肉轮，在目为上下胞，其上属脾，而下属胃；肺属金，曰气轮，在目为白仁；肾属水，曰水轮，在目为瞳神，此为眼目之根本，又借血为之胞络也。迨夫八廓，有名无位，胆之府为山廓，又名清净廓；大肠之府为天廓，又名传送廓；膀胱之府为泽廓，又名津液廓；肝之府为风廓，又名养化廓；肾之府为水廓，又名会阴廓；命门之府为火廓，又名抱阳廓；脾胃之府为地廓，又名水谷廓；小肠之府为雷廓，又名关前

廓。此虽眼目之源派，而实无关于治疗也。(《张氏医通·卷八·七窍门上·目疾统论》)

五脏或蕴积风热，或有七情之气，郁结不散，上攻眼目，各随五脏所属而见，或肿而痛，羞涩多泪，或生冷翳障膜，昏暗失明。治之须究其源，风则散之，热则清凉之，气结则调顺之，切不可轻用针刀钩割，偶得其愈，出乎侥幸，倘或不然，终身之害。又目不可过用寒凉，恐冰其血，凝而不流，亦成痼疾。当量人之老少，气体虚实用药。又有肾虚者，亦令人眼目无光，或生冷翳，当暖肾经。北方之人患眼，皆是目冒飞沙，夜卧热炕，二气交蒸，治宜多用凉药，禀气与南方不同也。又痘疹之后，毒气郁于肝，气不能泻，发于眼目，伤于瞳神者，素无治法也。(《张氏医通·卷八·七窍门上·目疾统论》)

## 二、眼疾特殊治法

### 1. 开导法

开导之法，盖由阴虚火盛，经络郁滞，不得通畅而设。其处有五，谓迎香、内眦、上星、耳际左右、两太阳穴也。内眦，正队之冲锋也，其功虽迟，渐收而平顺。两太阳，击其左右翼也，其功次之。上星穴，绝其饷道也。内迎香，抵贼之巢穴也，成功虽速，乘险而征。耳际，击其游骑耳，道远功卑，智者不取，此实极危之良术，挫敌之要机，与其闭门捕贼，不若开门逐之为良法也。若病浅而邪不胜正者，固内治而邪自退矣；倘或六阳炎炽，不若开导通之，纵使其虚，虽有所伤，以药内治，而补其所亏，庶免瘀滞至极，而有溃烂枯凸之患。(《张氏医通·卷八·七窍门上·开导说》)

### 2. 点服药法

病有内外，治各不同，内疾已成，外证若无，点之何益？外有红丝赤脉，若初发乃微邪，退后乃余贼，点亦可消，服之犹愈。内病始盛而不内治，只泥外点者，不惟徒点无功，且有激发之患。内病既成，外病已见，必须内外夹攻，点服并行。奈何人多愚拗，有喜服而畏点者，有喜点而畏服者，不知内证既发，非服不除，外疾既成，非点不退。外障服而不点者，病初发，浮嫩未定者亦退；既已结成者，服虽不发不长，所结不除，当内外夹攻，方尽其妙。（《张氏医通·卷八·七窍门上·点服药说》）

### 3. 钩割针烙法

钩割针烙四者，犹斩刈之刑，剪戮凶顽之法也。如钩，先须识定何处，皮肉筋脉浮浅，而手力亦随病轻重行之。如针，先须识定内障证候可针，岁月已足，气血宁定者，方与之针，庶无差误。针后当照证内治其本，或补或泻，各随其证之所宜；若只治其标，不治其本，则气不定，不久复为害矣。割，如在气血肉三轮者可割，而大眦一块红肉，乃血之英，心之华也，若误割之，则目盲，伤重者死。有割伤因而惹风，则为燥为溃烂，为漏为目枯。（《张氏医通·卷八·七窍门上·钩割针烙说》）

凡障若掩及风轮之重厚者可割，如攀睛胬肉、鸡冠蚬肉、鱼子石榴、赤脉虬筋、肉睥粘轮等证可割。凡钩割见血，及针犯血络，须以绵渍黑水裹之。余病及在风轮之浅者误割之，则珠破而目损矣。烙能治残风溃眩，疮烂湿热，久不愈者，轻则不须烙而能自愈，若红障血分之病割去者，必须烙定，否则不久复生。在气分之白者，不须用烙。凡针烙皆不可犯及乌珠，虽有恶障厚者，钩割亦宜轻轻浅浅，披去外边，其内边障底，只点药缓伐，久自潜消。若镰割风毒流毒瘀血等证，当以活法审视，不可拘于一定。针瞳神发白，一切内障，在心融手巧，轻重得宜，须口传目见，非笔下可形容也。（《张氏医通·卷八·七窍门上·钩割针烙说》）

### 4. 金针开内障法

张飞畴曰：内障一证，皆由本虚邪入，肝气冲上，不得外越，凝结而成，故多患于躁急善怒之辈。初起之时，不痛不痒，视物微昏，或朦胧如轻烟薄雾，次则空中常见黑花，或如蝇飞蚁垂，睹一成二，瞳神渐渐变色，而至失明。初时一眼先患，次则相牵俱损。能睹三光者可治，若三光已绝，虽龙树复出，亦难挽回。古人虽立多名，终不越有水无水之辨。若有水而光泽莹彻者易明，无水而色不鲜明者难治。忽大忽小，收放如气蒸动者，针之立明。若久视定而不动者为死翳，纵水未枯，治之亦难全复。翳色白或带青，或如炉灰色，糙米色者易明；若真绿正黄色者不治。凡翳不拘何色，但有棱角，拨即难落，翳状破散，及中心浓重者，非拨可除。若犹能视物者，其翳尚嫩，不可便针，俟翳老，然后针之。（《张氏医通·卷八·七窍门上·金针开内障论》）

张飞畴曰：又一种翳色虽正，水纵不枯，目珠软塌者，此必不治，不可轻用金针。如一眼先暗，而三光已绝，其后眼续患，亦难针治。若夫瞳神散大，或紧小，或浑黑，或变色而无障翳，至不睹三光者，此内水亏乏，不在证治。（《张氏医通·卷八·七窍门上·金针开内障论》）

倪仲贤所云：圆翳冰翳、滑翳涩翳、散翳浮翳、沉翳横翳、枣花翳、白翳黄心、黑水凝翳、惊振内障等证，金针拨之，俱可复明；但针后数日中，宜服磁朱消翳等药，后则常服补肾调养气血之剂，以助其光。其翳状《龙木论》中已悉，不暇再述。（《张氏医通·卷八·七窍门上·金针开内障论》）

姑以针时手法言之，若江西流派，先用冷水洗眼，使翳凝定，以开锋针先刺一穴，续进圆针拨翳，或有开孔拨翳。俱用鸭舌针者，云虽龙树真传，但针粗穴大，每至痛极欲晕。余所用毫针，细而尖锐，取穴轻捷，全无痛楚，然必择吉日，避风雨阴晦日，酷暑严寒日，令病患先食糜粥，不可过饱，少停向明端坐，一人扶定其首，禁止旁人喧杂。医者凝神澄虑，慎勿胆怯手颤，以左手大次二指，按开眼胞，使其转睛向鼻，睁目如努出状，右手大次中三指，捻正金针镶处之上，看准穴道，从外眦一边，离黑珠约半米长许，平对瞳神，下针最便。必须手准力完，一针即进，切勿挠动，使之畏忍，所以开单簪，须遮蔽好眼，方可进针。进针之后，以下唇略抵针柄，轻轻移手于针柄尽处，徐徐捻进，第一宜轻，稍重则痛，俟针进约可拨至瞳神时，以名指曲附大指次节，承其针柄，虚虚拈着，向上斜回针锋至瞳神内夹道中，贴翳内面往下拨之，翳即随落。若不落，再如前手法，从上往下拨之。倘三五拨不下，须定稳念头，轻轻拨去自落，惟死翳拨之不动者忌拨。有拨落而复起者当

再拨之，其翳随针捺于黑珠之下，略顿起针，缓缓捻出。(《张氏医通·卷八·七窍门·金针开内障论》)

但元气虚人，针后每多作呕，以托养神膏者属胃气也，须预备乌梅之类，勿使其呕为妙。呕则防翳复上，上则一两月后复针，翳既尽，不可贪功多拨，多拨则有伤损神膏，呕动胃气之害。(《张氏医通·卷八·七窍门上·金针开内障论》)

凡翳嫩如浆，不沾针首，而不能拨下，或拨下而复泛上满珠者，服补养兼消翳药自明，先与《千金》磁朱丸七服，次与皂荚丸、生熟地黄丸并进，否则俟凝定再针，不可限以时日。有种翳虽拨落，圆滑而捺下复滚上者，必略缩针头，穿破其翳，捺之自下。不下，亦如前用药自消。或有目珠难于转内者，针内眦亦得，此名过梁针。取穴较外眦稍远一线，针法与外眦无异，但略觉拗手，然鼻梁高者，难于转针，不可强也。若针右眼外眦，下针之后，换左手转针拨翳，手法亦须平日演熟，庶无失误。出针之后，令病者垂垂闭目，用绵纸五七重，量纸厚薄，及天时寒暖封固，更以软帛裹黑豆数粒，以线系定镇眼，使目珠不能动移，动则恐翳复上，是以咳嗽之人不宜用针，亦是此意。(《张氏医通·卷八·七窍门上·金针开内障论》)

又肝虚人时有泪出，勿用黑豆，宜以决明子代之，则无胀压珠痛之患，然觉紧则宜稍松，觉宽则宜稍收，以平适为主。封后静坐时许，然后轻扶，高枕仰卧，不须饮食，若饥则不妨少与，周时后以糜粥养之。戒食震牙之物，及劳动多言，不可扳动露风，露风则疼痛，疼痛则复暗，不可不慎。过七日方可开封看物，切勿劳视。亦有针时见物，开封时反不见者，本虚故也，保元汤、六味丸，补养自明。针后微有咳嗽，难用黄芪者，以生脉散代之。若形白气虚者，大剂人参以补之。肥盛多痰湿者，六君子加归、芍以调之。一月之内，宜美味调摄，毒物禁食，不得高声叫唤，及洗面劳神。百日之中，禁犯房劳恼怒，周年勿食五辛酒面等物。若犯前所禁诸条，致重丧明者，不可归罪于医也。其有进针时，手法迟慢，目珠旋转，针尖划损白珠外膜之络而见血，及伤酒客辈，目中红丝血缕者，虽为小过，切勿惊恐，如法针之，所谓见血莫惊休住手是也。又进针后触着黄仁，而血灌瞳神，急当出针，而服散血之药，所谓见血莫针须住手是也。法虽若此，医者能无咎乎？又年高卫气不固，针时神膏微出者，即与保元汤调补之。开封时白睛红色，勿讶，以封固气闭，势使然也。其用针未熟者，量针穴与瞳神，相去几许，以墨点针上，庶指下无过浅过深之惑。凡初习针时，不得以人目轻试，宜针羊眼，久久成熟，方可治人。谚云：羊头初试，得其轻重之宜。正初习金针之要法，不可以其鄙而忽诸。（《张氏医通·卷八·七窍门上·金针开内障论》）

# 第二节 目疾各论

## 一、目痛

目痛有二，一谓目眦白眼痛，一谓目珠黑眼痛。盖目眦白眼痛属阳，故昼则疼甚，点苦寒药则效，经所谓白眼赤脉法于阳是也。目珠黑眼痛属阴，故夜则疼甚，点苦寒药反剧，经所谓瞳子黑眼法于阴故也。（《张氏医通·卷八·七窍门上·目痛》）

目眦外决于面者，为锐眦，属少阳。近鼻上为内眦，上为外眦，属太阳；下为内眦，属阳明。赤脉从上下者太阳病，从下上者阳明病，从外走内者少阳病。邪客阳跷之脉，令人目痛，从内眦始。（《张氏医通·卷八·七窍门上·目疾统论》）

白眼痛多有赤脉，若恶寒脉浮为在表，选奇汤。脉实有力，大府闭为在里，泻青丸加薄荷、甘草。亦有不肿不红，但沙涩昏痛者，乃脾肺气分隐伏之湿热。秋天多有此患，故俗谓之稻芒赤，泻青丸加黄芪、甘草。（《张氏医通·卷八·七窍门上·目痛》）

### 1. 天行赤热证

【症状】目赤痛，或睥肿头重，怕热羞明，涕泪交流，里巷老幼相传。

【治疗】治法前后不可镰洗，只用童子小便煎黄连温洗，日三五遍，更用宣胡二连、白矾、雄黄，共研细调，姜汁点大眦，通其恶泪，其痛立止，先服洗心散一剂，次用洗肝散一二服。

【注意】此证只气候瘴毒之染，全属外因，虽有赤丝乱脉，赤肿痛甚，终不伤损瞳神也，二七日不愈，必犯本虚之故，防变他证。（《张氏医通·卷八·七窍门上·目痛》）

**2. 暴露赤眼证**

【症状】目赤痛，此证与天行赤热眼同，而天行能传染，此但患一人，而无传染。天行虽痛肿而无翳，此则痛而生翳，为不同耳。

【治疗】先宜酒煎散发散，次与大黄当归散疏通血气，洗以黄连、当归、赤芍滚汤泡，乘热熏洗，冷即再温，日三五次。

【注意】切不可镰洗，亦不可用补。（《张氏医通·卷八·七窍门上·目痛》）

**3. 暴风客热证**

【症状】目赤痛，卒然而发，其证白仁壅起，包小乌睛，疼痛难开，此肺经受毒风不散，热攻眼中，致令白睛浮肿，虽有肿胀，治亦易退，非若肿胀如杯之比。

【证机概要】此肺经受毒风不散，热攻眼中。

【治疗】宜服泻肺汤。肿湿甚者，稍加麻黄三四分。赤肿甚者，加黄连半钱，生地黄一钱。（《张氏医通·卷八·七窍门上·目痛》）

**4. 火胀大头证**

【症状】目赤痛而头目浮肿。夏月多有此患。有湿热风热，湿热多泪而脾烂，风热多胀痛而憎寒。

【证机概要】湿热风热。

【治疗】普济消毒饮随证加减。

【注意】若失治则血滞于内，虽得肿消，而目必变也。（《张氏医通·卷八·七窍门上·目痛》）

**5. 羞明怕热证**

【症状】热亮之处，则目痛涩，畏避不能开，火郁于上也。今人皆称怕日羞明，俗传音近之误。

【证机概要】病在心肝脾三经，火燥血热，偏在阳分。

【治疗】盖己之精光弱而不能敌彼之光者，生料六味丸换生地去山萸，加决明子、羌活、黄芩、黄连。若风气攻注，眵泪羞明，密蒙花散。风痛日久，渐变作火而羞明畏热，头目胀痛，若以风药与之则火愈炽，此风火相煽，选奇汤倍加葱白。怕热皆有余证，羞明有不足证。患久不已，此风从火化也，还睛丸。若目不赤痛而羞明者，乃血不足，胆汁少也，神效黄芪汤。（《张氏医通·卷八·七窍门上·目痛》）

### 6. 睑硬睛疼证

【症状】睑硬目睛疼。

【证机概要】乃风热痰火，及头风夹攻，血滞于睥内所致。

【治疗】先用香油调姜粉擦之，稍软翻睥开导。若坚硬之甚，其胀日高，虽治不退不软，此头风欲成毒也，石膏散加羌活、全蝎；不应，用通肝散。若有障膜，绛雪膏、石燕丹选用。

【注意】不论有障无障，但或头痛者尤急。（《张氏医通·卷八·七窍门上·目痛》）

### 7. 赤热如邪证

【症状】眼不赤不疼，目乍痛如神祟者。

【证机概要】阴阳升降不和，气血偏胜相攻使然。

【治疗】有血虚者，下午目痛，大黄当归散。或有气虚火旺者，上昼目痛甚，助阳和血汤。（《张氏医通·卷八·七窍门上·目痛》）

### 8. 气眼痛

【症状】才怒气则目疼。

【证机概要】肝火过旺。

【治疗】石决明、草决明、楮实、香附、木贼、甘草、川芎、蝉蜕等为末，清茶调下。（《张氏医通·卷八·七窍门上·目痛》）

### 9. 珠痛如针证

【症状】目珠痛如针刺。

【证机概要】病属心经实火，若蓦然一二处如针刺。目虽不赤，亦是心经流火。

【治疗】宜洗心散。

【注意】此证多有体疲目劳，营气不上潮于目而如针刺之痛者，宜养其营，若降火则殆矣。(《张氏医通·卷八·七窍门上·目痛》)

**10. 热结膀胱证**

【症状】目痛，伴小便不通利及头疼寒热。

【治疗】宜先利其水，后治其目，五苓散加车前、滑石之类；血热，导赤散合益元散。

【注意】目病，小便不通利而头疼寒热者方是，若小便清利者非也。(《张氏医通·卷八·七窍门上·目痛》)

**11. 肝风目暗证**

【症状】眼睛坠疼，举发无时，颇有赤涩泪出，眼前多花发，一物如见两般。

【证机概要】肝肾虚热，生风疼痛。

【治疗】白蒺藜散、还睛丸选用。(《张氏医通·卷八·七窍门上·目痛》)

**12. 大小雷头风证**

【症状】目痛，便秘，伴头痛倏疾而来，疼至极而不可忍，身热头旋，恶心呕吐。

【治疗】宜清震汤。

【注意】若失治，祸变不测，目必损坏，轻则㿠凸，重则结白如珠而变内障。(《张氏医通·卷八·七窍门上·目痛》)

**13. 左右偏头风证**

【症状】左右偏头风，久则左发损左目，右发损右目。有左损反攻右，右损反攻左，而二目俱损者。若外有目赤痛泪热等病，则外证生；若内有昏眇眩晕等病，则内证生矣。

【注意】目痛从目内起止于脑，则攻害迟；目痛从脑起止于目内，则攻害速。(《张氏医通·卷八·七窍门上·目痛》)

**14. 阳邪风证**

【症状】目痛，额板眉棱骨痛。

【证机概要】发则多于六阳用事之时，元气弱者，则有内证之患；若兼火者，则有证外之病。

【治疗】选奇汤、清空膏、还睛丸选用。(《张氏医通·卷八·七窍门上·目痛》)

**15. 阴邪风证**

【症状】目痛，脑后枕骨痛，发则虚晕耳鸣。

【证机概要】多发于六阴用事之时。

【治疗】宜三因芎辛汤。

【注意】久而不治，内障成矣。(《张氏医通·卷八·七窍门上·目痛》)

**16. 巅顶风证**

【症状】顶骨内痛极如锤如钻，痛连及目珠而目痛胀急瘀赤，目痛多伴眩晕。

【证机概要】多由痰湿所致。

【治疗】外证，用羌活胜风汤；内证，冲和养胃汤；痰湿，礞石滚痰丸。

【注意】痛连及目珠而胀急瘀赤者，外证之恶候。若昏眇则内证成矣。(《张氏医通·卷八·七窍门上·目痛》)

**17. 卒脑风证**

【症状】太阳内如槌似钻而痛，痛及目珠。

【治疗】治法如巅顶风证。

【注意】目珠疼痛，目珠外有赤脂纵贯及瘀滞者，外证之恶候也。若目珠不赤痛，自觉视如云遮雾障，渐渐昏眇者，内证成矣。急早治之，以免后虑。(《张氏医通·卷八·七窍门上·目痛》)

**18. 游风证**

【症状】目珠赤，或目肿胀紧急，伴头风痛无常位，一饭之顷，游易数遍。

【证机概要】多由瘀滞所致。

【注意】若头痛缓而目珠赤，必变外障。头痛甚而目肿胀紧急者，必有瘀滞之患。久而失治，不赤痛而昏眇者，内证成矣。(《张氏医通·卷八·七窍门上·目痛》)

### 19. 邪风证

**【症状】**人素有头风，因而目病，发则目病头亦痛，头痛目亦病，轻则一年数发，重则连绵不已。

**【证机概要】**《内经》所谓风入系头则为目风眼寒是也。

**【治法】**先用羌活胜风汤，次与还睛丸。目中常若风吹状者，此火气内伏，阳气不行于外也，大追风散。

**【注意】**若目无赤痛而只内胀昏眇者，内证成矣。（《张氏医通·卷八·七窍门上·目痛》）

## 二、 目赤

目赤有三，一曰风助火郁于上，二曰火盛，三曰燥邪伤肝。（《张氏医通·卷八·七窍门上·目赤》）

乌轮赤晕，刺痛浮浆，此肝热也。眼生新泪，枯黄绕睛，此肝虚也。（《张氏医通·卷八·七窍门上·目疾统论》）

子和云：目不因火则不病，如气轮变赤，火乘肺也；肉轮赤肿，火乘脾也；黑水神光被翳，火乘肝与肾也；赤脉贯目，火自甚也，能治火者，一句可了。故《内经》云：热胜则肿。治火之法，在药则咸寒，吐之下之；在针则神庭、上星、囟会、前顶、百会，血之翳者可使立退，痛者可使立已，眜者可使立明，肿者可使立消。惟小儿不可刺囟会，为肉分浅薄，恐伤其骨。（《张氏医通·卷八·七窍门上·目疾统论》）

戴复庵云：赤眼有三，有气毒、有热壅、有时眼，无非血壅肝经所致。属表者，羌活胜风汤；属里者，泻肝散等药。赤久生翳膜者，春雪膏、蕤仁膏选用，并用碧云散吹鼻。目赤肿，足寒者，必用时时温洗其足，并详赤脉处属何经治之。（《张氏医通·卷八·七窍门上·目赤》）

《银海精微》曰：眼热经久，复有风冷所乘，则赤烂；眼中不赤，但为痰饮所注，则作痛；肝气不顺而挟热，所以羞明；肝热蓄聚而伤胞，所以胞合。此外证之大概。然而五脏不可缺一，脾与肺独无须，何也？曰：白睛带赤，或红筋者，其热在肺。上胞下睑，或目胞间如疥点者，其热在脾。脾主味也，五味营养诸中，则精神发于外；肺主气也，水火升降，营卫流转，非气孰能使之。前所云五脏各有证应，于此又可推矣。虽然眼之为患，多生于热，其间用药，大抵以清心凉肝，调血顺气为先。有如肾家恶燥，设遇虚证，亦不过以当归、地黄辈润养之，轻用温药不可也。（《张氏医通·卷八·七窍门上·目疾统论》）

王节斋云：眼赤肿痛，古方用药，内外不同，在内汤散，用苦寒辛凉之药以泻火；在外点洗，用辛热辛凉之药以散邪。故点药莫要于冰片，而冰片大辛大热，因其性辛甚，故借以拔出火邪而散其热气。世俗不知冰片为劫药，误认为寒，常用点药，遂致积热入目，昏暗障翳；又不知忌寒凉而妄将寒凉冷药挹洗，常致昏暗者，比比皆是。赤眼肿痛，脾虚不能饮食，肝脉盛，脾脉弱，用凉药治肝则脾愈虚，暖药暖脾则肝益甚，惟于平和药中，倍加肉桂杀肝而益脾，一举两得。经云：木得桂而枯，更以芍药制之，散热存阴之捷法也。人乳点眼，久病昏暗极效，以乳与血液同源，目得血而能视也。（《张氏医通·卷八·七窍门上·目赤》）

凡赤而肿痛者，当散湿热；赤而干痛者，当散火毒；赤而多泪者，当散风邪；赤而不痛者，当利小便。先左赤而传右者，为风热挟火，散风为主，勿兼凉药，凉能郁火也。先右赤而传左者，痰湿挟热，泻火药中，必兼风药，风能胜湿也。凡赤甚肿痛，于上睥开出恶血，则不伤珠。（《张氏医通·卷八·七窍门上·目赤》）

**1. 瘀血灌睛证**

【症状】此证为病最毒，若人偏执己见，不用开镰者，其目必坏。初起不过红赤，次后紫胀，及后则白珠皆胀起，在睥则肿胀如杯，在珠则白轮涌起。

【治疗】凡见白珠赤紫，睥肿虬筋紫胀，传点不退，必有瘀滞在内，可翻睥内视之，若睥内色晕，泛浮椒疮，或粟疮者，皆用导之，导后服宣明丸。

【注意】失治必有青黄牒出枞凸之祸。（《张氏医通·卷八·七窍门上·目赤》）

### 2. 血灌瞳神证

**【症状】** 因毒血灌入金井瞳神水内也，清浊相混，时痛涩，红光满目，蒙蒙如隔绢，看物若烟雾中。

**【证机概要】** 此证有三，若肝肾血热灌入瞳神者，多一眼先患，后相牵俱损，最难得退；有撞损血灌入者，虽甚而退速；有针内障，失手拨着黄仁，瘀血灌入者。

**【治疗】** 三证治法颇同，用大黄当归散，有翳退翳，活法治之。（《张氏医通·卷八·七窍门上·目赤》）

### 3. 赤脉贯睛证

**【症状】** 赤脉贯睛，不论粗细多少，但贯到风轮，经过瞳外接连气轮者，最不易治。细者稍轻，粗者尤重。贯过者有变证，丝粗及有旁丝虬乱者有变证。凡各障外有此等脉罩者，虽在易退之证，亦退迟也。贯虽未连，而侵入风轮，皆不易退。

**【治疗】** 起于大眦者，心之实火也，宜洗心散。筋脉大者，用小锋针挑拨。起于小眦者，心之虚火也，宜导赤散，不必挑。

**【注意】** 又有暴横嗜酒之人，赤脉灌睛，乃生相也，不在此例。（《张氏医通·卷八·七窍门上·目赤》）

### 4. 赤丝乱脉证

**【症状】** 病生在气轮白珠上，有丝脉纵横，或稀密粗细不等，有痛不痛，有泪无泪，羞明不羞明，但常常如是，久而不愈也。非若天行客风暴壅，赤脉贯睛之比，当验其大脉从何部分而来，或穿连其位，即别其所患在何经络以治之。

**【治疗】** 凡见丝脉虬紫，内服外点，点时细缩，不点即胀，久久亦然。及因而激动病变者，珠虽不紫，睥虽不肿，亦有积滞在络中幽深之处，揭开上睥深处看之，其内必有不平之色在焉，略略导之，不可过，过则有伤真血，水亏膏涩，目力昏弱之患，点以石燕丹，服用大黄当归散、酒煎散之类。

**【注意】** 治外者，细脉易退，大脉虬紫者退迟，必须耐久去尽，庶无再来之患，不然，他日犯禁，其病复发。凡丝脉沿到风轮上者，病最重而能变。（《张氏医通·卷八·七窍门上·目赤》）

**5. 白睛黄赤证**

【症状】人有白睛渐渐黄赤者。

【证机概要】皆为酒毒，脾经湿伤，肝胆邪火上溢肺经故也。

【治疗】五苓散加茵陈，甚则黄连解毒加山栀、龙胆草。(《张氏医通·卷八·七窍门上·目赤》)

### 三、目青

【症状】目之白睛变青蓝色者，病在至急，盖气轮本白，被郁邪蒸逼，走散珠中膏汁，游出在气轮之内，故色变青蓝，瞳神必有大小之患。

【治疗】宜羌活除翳汤去麻黄、川椒、薄荷、荆芥，加升麻、川连、甘草、桔梗。

【注意】然当各因其病而治其本，如头风者风邪也，因毒者毒气所攻也。余仿此。(《张氏医通·卷八·七窍门上·目青》)

### 四、目肿胀

子和云：目暴肿，隐涩难开者，以三棱针刺前顶、百会穴，出血大妙，宜浅勿深，深则伤骨。惟后顶、强间、脑户、风府四穴，不可轻用针灸，以多忌犯故也。目忽盲不见物，此相火也，太阳阳明气血俱盛，乃刺其鼻中攒竹穴与顶前五穴，大出血立明。他经出血，其病转剧，故曰：刺太阳阳明则目愈明，刺少阳阳明则目愈昏。近世有以光明草于上下胞打出血丝，往往获效。即三棱针刺血之法，惟可施之于有余暴发耳。(《张氏医通·卷八·七窍门上·目疾统论》)

**1. 肿胀如杯证**

【症状】目肿胀，其珠必疼，而睥方急硬。

【证机概要】水火之邪，传脾土而为炎燥之病。

【治疗】若暴风客邪作肿者，必然泪多而珠疼稍缓，然风热外感，治之易愈。若水火内自攻击，重则疼滞闭塞，血灌睛中，而变证不测矣，轻则敷治而退，重则必须开导。敷治不退，开导不消，消而复发，痛连头脑，而肿愈高，睥愈实者，此风热欲成毒也，洗肝散、龙胆饮选用。胀有胞胀、珠胀不同，胞胀多属湿胜，治其湿热为主；珠胀多属火淫，治当去火为先。

【注意】治目珠胀，虽挟风邪，不宜轻用麻黄、木贼之类，恐有乌珠胀裂之患，不可不慎。（《张氏医通·卷八·七窍门上·目肿胀》）

**2. 形如虾座证**

【症状】有半边胀起者，有通珠俱被胀起盖定乌珠者，又有大眦内近鼻柱处，胀出一片，如皮如肉，状似袋者，乃血胀从眦中落来，为血英。

【治疗】急宜开导，血渐去而皮渐缩小，眦胀出如袋者亦然。在肺部最重，久则移传于肝，而风轮有害也。宜宣明丸。

【注意】血英不可割，在此处误割者，为漏为瞽，不可不辨。（《张氏医通·卷八·七窍门上·目肿胀》）

**3. 状如鱼胞证**

【症状】气轮努胀，不紫不赤，状如鱼胞。

【证机概要】乃气分之证，金火相搏所致。

【治疗】不用镰导，惟以清凉自消，宜泻肺汤。若有微红及赤脉者，略略于上睥开之。

【注意】若头痛泪热，及内燥而赤脉多者，防有变证，宜早导之，庶无后患。（《张氏医通·卷八·七窍门上·目肿胀》）

**4. 鹘眼凝睛证**

【症状】此骤然而起，五脏皆受热毒，致五轮壅起，头疼面赤，目胀不能转动，若鹘之睛。

【证机概要】乃三焦阳邪亢极之害。

【治疗】先用香油调姜粉汁，于额脸项上摩擦，急服酒煎散，覆盖出汗，其眼即活动，而用灯火烧断风路，其迎香穴、太阳穴、两睥穴、上星穴等要隘处，并举而劫治之。

【注意】此证多是小儿急惊，大人少有此患。（《张氏医通·卷八·七窍门上·目肿胀》）

### 5. 因风成毒证

【症状】初发时乃头风湿热，瘀血灌睛，睑硬睛疼等病。失于早治，或治不得其法，遂至邪盛，搏夹成毒，睥与珠胀出如拳，连珠带脑，痛不可当，先从乌珠烂起，后烂气轮，有烂沿上下睑并脑，及颧上肉尽空而死。若患头疼肿胀珠凸等证，治退复发，再治再发，痛胀如前者，即成此患。若已成者，虽治之胀少退，痛少止，决又发，发时再治，至于数四，终当一发，不复退矣。

【治疗】惟初起时，急用石膏散加羌活、细辛、川芎、薄荷、赤芍。

【注意】若至珠烂，治无及矣。（《张氏医通·卷八·七窍门上·目肿胀》）

### 6. 旋胪泛起证

【症状】气轮自平，水轮自明，惟风轮泛起也，或半边泛起者，亦因半边火盛，火郁风轮，故随火胀起。

【治疗】服用凉膈散，点用石燕丹。

【注意】非旋螺突起，已成证而顶尖俱凸，不可医治之比也。（《张氏医通·卷八·七窍门上·目肿胀》）

### 7. 旋螺突起证

【症状】乌珠高而绽起如螺。

【证机概要】为肝热盛，必有瘀血。

【治疗】急宜石燕丹、绛雪膏点之，或调鳝血点尖处。若年久须用锋针，对瞳神量浅深横入，放出恶水，纸封避风，忌口数日，先服守真双解散，后以六味丸加知母、黄柏急救少阴伏匿之邪。

【注意】若初起失于正治之法，则瘀虽退而气定，膏不复平矣。（《张氏医通·卷八·七窍门上·目肿胀》）

### 8. 神珠自胀证

【症状】此阴峻利害之证，与旋螺突起不同，初起麻木疼痛泪出，其势莫测。

【证机概要】因五脏毒风所蕴，热极充眼。

【治疗】初起宜急投大黄当归散，以退五脏热毒，捣葱、艾熨五轮之突起，洗以白芷、细辛、麻黄、防风、羌活，未可与点。或突起高寸许者，须锋针针出恶水，疼方得止。(《张氏医通·卷八·七窍门上·目肿胀》)

### 9. 珠突出眶证

【症状】此乌珠忽然突出眶也，与鹘眼证因滞而漫漫胀出者不同。有因精华衰败，痒极揩擦而出者，其人不久必死；有酒醉怒甚，及呕吐极而绽出者；有因患火证热盛，关格亢极而胀出者；有因打扑而出者。

【证机概要】多因精华衰败，酒醉怒甚或关格亢极而致。

【治疗】凡此虽离两睑而脉皮未断者，乘热捺入，虽入，脉络损动，终是光损，须用清凉膏。

【注意】若突出阁在睑中而含者易入，光不损；若离睑，脉络皮俱断者不救。(《张氏医通·卷八·七窍门上·目肿胀》)

## 五、 目痒

《银海精微》曰：凡热冲发于眼，皆当清心补肝，又不可拘执其水生木之说。析而论之，则拘急牵飚，瞳胞白痒而清泪，不赤不痛，是谓风眼；乌轮突起，胞硬红肿，眵泪湿浆，里热刺痛，是谓热眼；眼昏而泪，胞肿而软，上壅朦胧，酸涩微赤，是谓气眼。其或风与热并，则痒而浮赤，风与气搏，则痒而昏沉。血热交聚，故生淫肤粟肉红缕偷针之类；气血不至，故有眇视胞垂雀目盲障之形。淡紫而隐红者，为虚火；鲜红而焮赤者，为实热；两眦逞露，生胬肉者，此心热血旺；白膜红膜如拘轮者，此气滞血凝。热证瞳神肉壅，白睛带湿，色浮而赤者也；冷证瞳神青绿，白睛枯槁，气沉而浊也。(《张氏医通·卷八·七窍门上·目疾统论》)

目痒因风寒者，姜粉和白蜜点之。风热，四生散，或黄芪、防风、蒺藜、羌活、蝉蜕、黄芩、甘草之类。因火者，于赤痛条求降火之剂。因血虚而痒者，四物汤加羌活、防风、蒺藜、黄芪。(《张氏医通·卷八·七窍门上·目痒》)

### 痒若虫行证

【症状】乃痒不可忍，非若常时之小痒也。

【证机概要】有风邪之痒；有血虚气动之痒；有虚火入络，邪气行动之痒；有邪退火息，气血得行，脉络通畅而痒。

【治疗】为病不一，如有障无障，皆有痒极之患，病源非一。大凡有病之目不治，不治而自作痒者，痒一番则病重一番；若医治后而作痒，病必去速。若痒极难当自觉低陷者，命亦不久，急宜温补，庶或可图。若痒而泪多者，血虚夹火。大抵痒属虚火，治宜姜粉、枯矾、硼砂，津唾调如米大，时将一丸纳大眦，及盐汤蒸洗；不应，于大小眦旁去一韭叶许，各灸七壮，其痒立止。

【注意】如蟹睛黑翳如珠等证作痒，俱可用灸。但痛甚者，皆属实火，不可误用艾灼，反增其剧也。（《张氏医通·卷八·七窍门上·目痒》）

## 六、 外障

外障属风热上壅，上下胞胬肉，蓓蕾磨荡其睛，久之生翳蔽其睛明，当消风散热，外用点药退之。（《张氏医通·卷八·七窍门上·目疾统论》）

《银海精微》曰：凡翳起肺，肺家受热，轻则朦胧，重则生翳，如珍珠、如碎米者易散，翳状如梅花者难消。虽翳自热生，然治法先退翳而退热，若谓热极生翳，先去赤热，则血为之冰，而翳不能去矣。其有赤眼，凉药与之过多，又且涤之以水，不反掌而水凝矣。眼特一团水，且水性澄清，尤不可拘拘于点洗。喜怒失节，嗜欲过度，穷役眼力，泣涕过多，凌寒冲风，当暑触热，不避烟火，饮啖热多，此皆患生于脏腑者也，专事点洗可乎。有能静坐澄神，爱护目力，放怀息虑，心逸目休，调和饮食以养之，斟酌药饵以平之，明察秋毫，断可必矣。（《张氏医通·卷八·七窍门上·目疾统论》）

外障在睛外遮暗。凡赤脉翳，初起从上而下者属太阳，以太阳主表，其病必连脑项痛，治宜温之散之。赤脉翳初从下而上，或从内眦出外者，皆属阳明，以阳明主里，其证多热，或便实是也，治宜寒之下之。赤脉翳初从外眦入内者属少阳，以少阳主半表半里，治宜和之解之。翳膜者，风热重则有之，或斑入眼，此肝气盛而发在表也。翳膜已生，在表明矣，宜发散而去之。若反疏利，则邪气内陷，为翳益深。邪气未定，谓之热翳而浮；邪气已定，谓之冰翳而沉；邪气牢而深者，谓之陷翳，当以烧发之物，使其邪气再动，翳膜乃浮，佐之以退翳之药自去。病久者不能速效，以岁月除之。新翳，东垣羌活除翳汤。有热，万应蝉花散加犀角、白蒺藜、木贼。烧发陷翳，用保命集羚羊角散。翳尽，至其年月日期复发者，有留积也，皂荚丸。（《张氏医通·卷八·七窍门上·外障》）

**1. 血翳包睛证**

【**症状**】眼赤肿痛泪出，常时举发，久则赤筋结厚，遮满乌睛。

【**证机概要**】心经发热，肝虚受邪。

【**治疗**】服泻心火破血凉肝之剂，痛时用破血药，兼芒硝、大黄下之。（《张氏医通·卷八·七窍门上·外障》）

**2. 红霞映日证**

【**症状**】眼赤涩肿痛年深，有红翳于乌睛上，浓泪如红霞映日之状。

【**证机概要**】乃肝膈风热上攻所致。

【**治疗**】治宜去风散血清凉之剂。（《张氏医通·卷八·七窍门上·外障》）

**3. 黄膜上冲证**

【**症状**】在风轮下际，神膏之内，有翳色黄。与凝脂翳同一气脉，但凝脂翳，在轮外生，点药可去，此在膏内邪热蒸起，点药所不能除。若漫及瞳神，其珠必损，此经络阻塞极甚，三焦关格，火土邪实，故大便秘、小便涩，而热蒸膏内作脓也。

【**治疗**】神消散、皂荚丸选用。诸外障，俱可用石燕丹吹之，绛雪膏点之，碧云散搐之。

【**注意**】失治者，有㼐凸之患。（《张氏医通·卷八·七窍门上·外障》）

**4. 黄膜下垂证**

【**症状**】发歇无时，痛涩泪出，渐生黄膜下垂，发则膜长遮满瞳神，甚至满目皆黄，不辨人物。

【证机概要】此脾胃热结，血凝气滞，膏脂窒塞，故生是证。

【治疗】治宜蝉花散加石膏、龙胆草、大黄，点以石燕丹，有泪者退易，无泪者退迟，浓者宜挑剪。（《张氏医通·卷八·七窍门上·外障》）

### 5. 赤膜下垂证

【症状】初起甚薄，次后甚大，有赤脉贯白轮而下，乌珠上半边近白际起障一片。仍有赤丝牵绊，障大丝粗，虬赤泪涩，珠疼头痛者，病急而有变。丝细少，色微赤，珠不疼，头不痛者，缓而未变。或于障边丝下，仍起星数点，此星亦是凝脂之类。若障上有丝，及星生于丝梢，皆是退迟之病。

【证机概要】皆火内滞之患，其病尚轻。盖无形之火，潜入膏内，故作是疾，非比有形血热之重也。

【治疗】翳薄细，丝赤不甚者，只用善逐之，甚者不得已而开导之。若贯过瞳神者，不联断皆退迟，此湿热在脑，幽隐之火深潜在络，一有触动，则其患迸发，轻者消散，重者开导，此定法也。内服神消散去二蜕，加皂荚、石决明，外点绛雪膏，次用皂荚丸。（《张氏医通·卷八·七窍门上·外障》）

### 6. 凝脂翳证

【症状】在风轮上，有点初起如星色白，中有粖如针刺伤，后渐长大，变为黄色，粖亦渐大为窟者。有初起便带鹅黄色，或初起便成一片如障，又于障内变出一块如黄脂者，或先有痕，粖后变出凝脂一片者，所变不一，祸则一端，大法不问星障，但起时能大色黄，善变速长者，即此证也。甚则为窟为漏，为蟹睛，内溃精膏，外为枯凸，或气极有声，爆出稠水而破者。

【证机概要】此皆郁遏之极，蒸烁肝胆二络，不过旬日，损及瞳神。若四围见有瘀滞者，因血阻道路，清汁不得升运之故。若四围不见瘀赤者，其内络深处，必有阻滞之故。

【治疗】此证当急用神消散、皂荚丸，晓夜治之。

【注意】若迟待长大蔽满乌珠，虽救得珠完，珠上必有白障，终

身不得脱。凡有此证，但是头疼珠痛，二便燥涩，即是急之极甚。若二便通畅，祸为稍缓。（《张氏医通·卷八·七窍门上·外障》）

### 7. 花翳白陷证

【症状】凝脂从白轮之际生来，四围高，中间低，此金克木之祸也，或就于脂内下边起一片黄膜，此二证夹攻尤急。亦有上下生起，名顺逆障，此火土郁之祸也。亦有细条如翳或细颗如星，四散生起，长大牵连，此木火祸也。

【证机概要】因火燥络内，而膏液蒸伤。

【治疗】以上三者，必有所滞，轻则清凉之，重则开导之。龙胆饮去黄连，加赤芍药。

【注意】若漫及瞳神，不甚厚重者，速救亦可挽回，但终不得如旧，止可救其粃凸而已。（《张氏医通·卷八·七窍门上·外障》）

### 8. 蟹睛证

【症状】真珠膏损，凝脂翳破坏风轮，神膏绽出，黑颗小如蟹睛，大则如黑豆，甚则损及瞳神，至极则青黄凸出者。此证与黑翳如珠，状类而治不同。夫黑翳如珠，源从膏内生起，此因破而出，中挟虚火，所以时时奇痒，或时掣痛酸涩。

【治疗】古法用小锋针，针出恶水，流尽即平，以炉甘石散，不用脑、麝点之，内服防风泻肝散，次用六味丸加白蒺藜、车前子调之。

【注意】然终未免瘢靥之患。（《张氏医通·卷八·七窍门上·外障》）

### 9. 斑脂翳证

【症状】其色白中带青黑，或焦黄微细。有细细赤丝绊者，则有病发之患，结在风轮边傍，大则掩及瞳神，虽有神手，不能除去。

【治疗】治者但可定其不垂不发，亦须神消散、皂荚丸、石燕丹、绛雪膏内外夹攻，得气血定久，瘢结牢固，庶不再发。

【注意】若治不固，或即纵犯，则斑迹发出细水疱，时起时隐，甚则发出大疱，起而不隐，又甚则于本处作痛，或随丝生障，或蟹睛再出矣。（《张氏医通·卷八·七窍门上·外障》）

### 10. 黄油证

【症状】生于气轮，状如脂而淡黄浮嫩，乃金受土之湿热也。不肿不疼，目亦不昏，故人不求治，略有目疾发作，则为他病之端。

【治疗】揭开上睥，气轮上有黄油者，是湿热从脑而下，先宜开导上睥，即与神消散、皂荚丸之类。有头风证者，石膏散兼皂荚丸。若疠风目上有此者最重，当从疠风证治。(《张氏医通·卷八·七窍门上·外障》)

### 11. 状如悬胆证

【症状】有翳从上而下，贯及瞳神，色青或斑，上尖下大，薄而圆长，状如悬胆。

【证机概要】盖胆有瘀热，肝胆膏损，变证急来之候。

【治疗】若眼带细细，赤脉紫胀者最急，头疼者尤恶，内必有滞，急向四围寻其滞而导之，庶免损坏之患，服用石膏散、皂荚丸，点以石燕丹。(《张氏医通·卷八·七窍门上·外障》)

### 12. 玉粒分经

【症状】其形圆小而颗坚，淡黄如白肉色，初起不疼，治亦易退，亦有轻而自愈者。若恣酒色，嗜辛热，多忿怒，及久而不治因而积久者，则变坚大而疼，或变大而低溃。

【证机概要】生于气轮者，燥热为重；生于睥者，湿热为重。

【治疗】如烂疮相似者尚轻，宜神消散去二蜕，加皂荚、石决明；燥热，去苍术加当归、杏仁。

【注意】若复不知禁忌，且犯戒者，则烂深而变为漏矣，不可误认为粟疮。(《张氏医通·卷八·七窍门上·外障》)

### 13. 银星独见

【症状】乌珠上有星，独自生也。盖人之患星者，由火在阴分而生，故不能大，若能长大者，必是各障之初起也。即如凝脂一证，初起白颗，小而圆嫩，俨然一星，不出一二日间，渐渐长大，因而触犯，遂至损目，若误认为星，则谬矣。大凡见珠上有星一二颗，散而各自生，至二三日，看之不大者方是。若七日而退者，火数尽也。若连萃贯串相生，及能大者，皆非是也。

【证机概要】多为风邪或肾虚所致。

【治疗】凡星见青色者为风，其人必头痛，蝉花散去苍术，加白蒺藜、谷精草，并用碧云散，祛风为主。星久不退，恐其成翳，阿魏搐鼻法，每夜搐之。星见陷下者，或小点乱生者，为肾虚，其人必因梦泄，或房劳之故，宜生料六味丸加谷精草、白蒺藜、车前子。凡去星之药，非谷精草不应也。(《张氏医通·卷八·七窍门上·外障》)

**14. 聚开障证**

【症状】其障或圆或缺，或厚或薄，或如云似月，或数点如星，痛则见之，不痛则隐，聚散不一，来去无时，或月数发，或年数发。

【证机概要】乃脑有湿热之故。

【治疗】大约治法，不出镇心火，散瘀血，消痰饮，逐湿热而已。(《张氏医通·卷八·七窍门上·外障》)

**15. 聚星障证**

【症状】乌珠上有细颗，或白色，或微黄，或联缀，或团聚，或散漫，或顿起，或渐生。初起者易治，生定者退迟。白者轻，黄者重。聚生而能大作一块者，有凝脂之变。联缀四散，傍风轮白际而起，变大而接连者，花翳白陷也。若兼赤脉绊者，或星翳生于丝尽头者退迟。

【证机概要】此证多由痰火之患。

【治疗】先服羚羊角散，后服补肾丸。

【注意】此证能保养者庶几，斫丧犯戒者，变证生焉。(《张氏医通·卷八·七窍门上·外障》)

**16. 垂帘障证**

【症状】生于风轮，从上而下，证有数般，缓急各异。一胬肉初生，一偃月侵睛，一赤膜下垂，治各不同。此只白障漫生，自上而下，为混障，间有微红，其病从上而下，本当言顺，何以逆称？盖指火而言，火本炎上，今反下垂，是谓逆矣。

【证机概要】因其触犯，搏动其火，方有变证。

【治疗】宜生熟地黄丸、羚羊角汤选用；虚者，兼进补肾丸。(《张氏医通·卷八·七窍门上·外障》)

### 17. 涌波翳证

【症状】障从轮外自下而上，故曰涌波，非黄膜上冲，从内向上急甚之比。白缓赤急，亦有激犯变出黄膜。

【证机概要】上焦邪郁生热，热毒致瘀。

【治疗】宜凉膈散先去上冲，后以四物换生地、赤芍，加犀角、甘草、丹皮治之。（《张氏医通·卷八·七窍门上·外障》）

### 18. 逆顺障证

【症状】色赤而胀，及丝脉赤乱，见于风轮际处，由白珠而来，粗细不等，周遭侵入黑睛，障起昏涩者，即此证。

【证机概要】此必有瘀滞在内。

【治疗】滞于左则从左而来，滞于右则从右而来，宜先导去恶血，后用皂荚丸、生熟地黄丸，点用石燕丹。若色浮嫩能大，或微黄者，乃花翳白陷也。若燥涩甚者，则下起一片，变为黄膜上冲。

【注意】若头疼珠痛胀急者，病尤重而急。（《张氏医通·卷八·七窍门上·外障》）

### 19. 阴阳翳证

【症状】乌珠上生二翳，俱白色，一中虚，一中实，两翳连串，如阴阳之图。若白中略带焦黄色，或有细细红丝绊者，皆不能尽去。

【治疗】内服蝉花散、皂荚丸，外点石燕丹、熊胆膏。

【注意】此证非心坚耐久，不能得效。（《张氏医通·卷八·七窍门上·外障》）

### 20. 玛瑙内伤证

【症状】其障如玛瑙之杂色，是虽生轮外，实是内伤，肝胆真气清液受伤，结成此翳。

【治疗】宜皂荚丸、绛雪膏。

【注意】久久耐心医治，方得减薄，终不能除尽也。（《张氏医通·卷八·七窍门上·外障》）

### 21. 珠外翳证

【症状】与聚星相似。

【治疗】盖聚星在可治之时，此则凝定之证，虽妙手久治，难免迹滞如冰瑕之患。（《张氏医通·卷八·七窍门上·外障》）

**22. 冰瑕翳证**

【症状】或片或点，生于风轮之上，色白而薄，如冰上之瑕，时常泪出，眵满蒙蔽瞳神，发歇往来，风轮有痕㾦，如凝脂聚星等证，初发点服不得尽去，或点片脑过多，皆为此证。

【治疗】与鱼鳞障不殊，虽治不能速去，内与六味丸加菟丝子、白蒺藜，外点石燕丹。

【注意】必须坚守，久而方退。（《张氏医通·卷八·七窍门上·外障》）

**23. 圆翳外障证**

【症状】薄而色白，大小不同，间有厚者，亦非堆积之比。又名遮睛障，以其光滑深沉，病最难治。

【治疗】治与冰瑕翳证不殊，虽坚心久治，亦难免终身之患。（《张氏医通·卷八·七窍门上·外障》）

**24. 水晶障证**

【症状】清莹见内，但高厚满珠者，看虽易治，得效最迟。若傍斜细看，则白透睛瞳内，阴处与日中看，其形不同。

【证机概要】乃初起膏伤时，内服寒凉太过，外点冰片太多，致精液凝滞，结为此病。

【治疗】治法须分新久，若有进退，红肿有泪，发歇未定，用石燕丹则眼泪带药流出，此翳必能渐退。

【注意】若发年久，无进退红肿，纵有拨云坠翳圣药，终不能取效也。服药与冰瑕同。（《张氏医通·卷八·七窍门上·外障》）

**25. 风轮钉翳证**

【症状】赤涩难开，病牵头脑，泪出羞明，钉翳日深，接引黄仁，根深不移。

【证机概要】乃劳伤肝经所致。

【治疗】治宜退热去风散血，头痛熨以葱、艾，外以琥珀、龙脑、朱砂、玄明粉点之。

【注意】避风，戒房室。不痛者不治。(《张氏医通·卷八·七窍门上·外障》)

### 26. 鱼鳞障证

【症状】色虽白色而不光亮，状带欹斜，故号鱼鳞。

【证机概要】乃气滞膏凝，结如凝脂，病已甚，不得已大用寒凉及多用冰片点者，往往结为此也。

【治疗】用青盐、黄泥固济，煨熟研细，以羽毛蘸点，一日一次，内服退翳之药。(《张氏医通·卷八·七窍门上·外障》)

### 27. 马蝗积证

【症状】两头尖薄，中间高厚，肉红色，若马蝗状，横卧于中，难去易来。

【证机概要】乃血分之病，久久方成。

【治疗】风疾人每多此患，必先用钩割，十去五六，方用杀伐之药则有功。

【注意】然割须用烙其根处，不尔，则朝去暮生，枉受痛楚，多有激邪之祸。外虽劫治，内须平治，不然，外虽平而内必发也。(《张氏医通·卷八·七窍门上·外障》)

### 28. 胬肉攀睛证

【症状】多起于大眦，如膜如肉，渐侵风轮，甚则掩过瞳神。

【治疗】初起可点而退，久则坚韧难消，必用钩割，以针从上边胬肉中道挑起穿过，先揭起风轮边，后揭至大眦边，钩定，沿眦割去，留则复长，过则伤眦，适当为妥。若血出，用软纸蘸墨浥之则止。胬肉四沿虽黏，中则浮也。有用线穿挂割，亦能去之，但延缓为累。去后用点药消其根，内服和血清火之剂。(《张氏医通·卷八·七窍门上·外障》)

### 29. 肺瘀证

【症状】由大眦而起，贯过气轮，如皮筋横带风轮，甚则掩及瞳神，初起如薄薄黄脂，或赤脉数条，后渐大厚。赤者少，白者多。虽赤者，亦是白者所致。

【证机概要】盖先有白而不忌火毒辛热，故伤血而赤。

【治疗】必须杀伐，用杀伐之法，一割即烙，免其再发。大抵眼科钩割一法，惟此最为得效。(《张氏医通·卷八·七窍门上·外障》)

### 30. 鸡冠蚬肉二证

【症状】形色相类，经络相同，治亦一法。多生睥眦之间，然后害及气轮，而遮掩于目。

【治疗】治须用割，亦用烙定方好。宜三黄丸加芒硝噙化，外用绛雪膏去麝香加阿魏点之。

【注意】其目大眦内有红肉一块，如鸡冠蚬肉者，乃心经血部之英华，若误割者，轻则损目，重则丧命，慎之。(《张氏医通·卷八·七窍门上·外障》)

### 31. 鱼子石榴二证

【症状】经络不异，治法亦同。其状生肉一片，如榴子绽露于房，障满神珠，血部瘀实。

【治疗】目疾之恶证，治用割。割后见三光者可治，服用皂荚丸，点以绛雪膏。

【注意】若三光暝黑者，内必瞳神有损，不治。(《张氏医通·卷八·七窍门上·外障》)

### 32. 轮上一颗如赤豆证

【症状】轮上一颗如赤豆。气轮有赤脉灌注，风轮上有颗积色红。

【证机概要】内有瘀血之故。

【治疗】急宜开导，血渐通，颗亦渐消，然至此十有九损。若白珠上独有颗鲜血者，亦是瘀滞。上下无丝脉接贯者，吹点自消；若有贯接者，必络中有血灌来，向所来之处寻看，量轻重导之。(《张氏医通·卷八·七窍门上·外障》)

### 33. 睛中一点似银星证

【症状】白点一颗，如星光滑，当睛中盖定，虽久不大，傍视瞳神在内。

【证机概要】乃目痛时不忌房事，及服渗泄下焦寒凉之药过多，

火虽退而肾络受伤所致，终身之患也。(《张氏医通·卷八·七窍门上·外障》)

### 34. 五花障证

【症状】生于神珠之上，斑斑杂杂，盖五脏经络间之气俱伤，结为此疾。其色姬斓驳杂不一，若中有一点黑色者，乃肾络气伤，虽治不能尽去。此状与斑脂翳、玛瑙内伤，形略相似。斑脂翳乃破而结成瘢痕不能去者，玛瑙内伤乃小而薄未掩瞳神之轻者，此则高厚显大，生在膏外可退，故不同耳。

【证机概要】盖五脏经络间之气俱伤，结为此疾。

【治疗】宜神消散、皂荚丸，并用点药。(《张氏医通·卷八·七窍门上·外障》)

### 35. 混睛障证

【症状】有赤白二种，赤者畏赤脉外绊，白者畏光滑如苔。一种白睛光赤而后痒痛迎风有泪，闭塞难开，或时无事，不久亦发，年深则睛变成碧色，满目如凝脂赤露，如横赤丝。

【证机概要】此毒风积热所致也。

【治疗】宜服补肝调血之剂，血行则风自息，外用吹点则翳渐退。(《张氏医通·卷八·七窍门上·外障》)

### 36. 黑翳如珠证

【症状】非蟹睛木疳之比。蟹睛因破流出，从风轮际处发起，黑泡如珠，多寡不一。其火实盛者痛，虚缓者不痛。

【证机概要】此乃肝气有余，欲泛起之患。

【治疗】治法用小锋针，逐个横穿破其黑翳，中有恶水，流出即平。挑后用炉甘石散去冰片、麝香点之，先服羚羊角饮子去五味子加赤芍药，次用六味丸，后服补肾丸。

【注意】设若不谙此法，服凉剂、点凉药，鲜能奏效也。(《张氏医通·卷八·七窍门上·外障》)

### 七、 内障

内障在睛里昏暗，与不患之眼相似，惟瞳神里有隐隐青白者。

（《张氏医通·卷八·七窍门上·内障》）

楼全善曰：内障先患一眼，次第相引，两目俱损者，皆有翳在黑睛内遮瞳子而然。今详通黑睛之脉者目系也，目系属足厥阴、足太阴、手少阴三经，盖此三经，脏腑中虚，则邪乘虚入，经中郁结，从目系入黑睛内为翳。《龙木论》所谓脑脂流下作翳者，即足太阳之邪也；所谓肝气冲上成翳者，即足厥阴之邪也。治法，以针言之，则当取三经之俞穴；以药言之，则当补中，疏通此三经郁结，使邪不入目系而愈。（《张氏医通·卷八·七窍门上·内障》）

倪仲贤云：心者五脏之专精，目者其窍也，又为肝之窍，肾主骨，骨之精为神水，故肝木不平，内挟心火，乘势妄行，火炎不制，神水受伤，上为内障，此五脏病也。膀胱、小肠、三焦、胆脉，俱上循于目，四腑一衰，则精气尽败，邪火乘之，上为内障，此六腑病也。初起时视觉微昏，常见空中有黑花，神水淡绿，次则视歧，睹一成二，神水淡白，可与冲和养胃汤、益气聪明汤；有热，兼服黄连羊肝丸。久则不睹，神水纯白，永为废疾也。（《张氏医通·卷八·七窍门上·内障》）

内障小眦青白翳，大眦亦微显白翳，脑痛，瞳子散大，上热恶热，大便涩难，遇热暖处，头疼睛胀，日没后天阴暗则昏，六味丸加麦冬、五味子。（《张氏医通·卷八·七窍门上·内障》）

内障属虚挟气郁，黑水神光昏翳，外似好眼而不能照物，不痛不痒，惟不能睹，须分气血脾胃治。（《张氏医通·卷八·七窍门上·目疾统论》）

东垣曰：经云，诸脉皆属于目，目得血而能视。又云，心事烦冗，饮食失节，劳役过度，故脾胃虚弱，心火大盛，则百脉沸腾，血脉逆行，邪害空窍。夫五脏六腑之精气，皆禀受于脾土，而上贯于目。目者，血之宗也，故脾虚则五脏之精气皆失所司，不能归明于目。心者君火也，主人之神，宜静而安，相火代行其令。相火者，胞络也，主百脉，皆荣于目，既劳役运动，势乃妄行，及因邪气所并，而损其血脉，故诸病生焉。凡医者不理脾胃，及养血安神，治标不治本，不明正理也。（《张氏医通·卷八·七窍门上·目疾统论》）

内障，暴怒大忧之所致也，皆禁出血，只宜补肝养肾。（《张氏医通·卷八·七窍门上·目疾统论》）

石顽曰：内障诸证，其翳皆生于乌珠里面，故宜金针拨之。拨后用滋养之剂以助其光，如六味丸、磁朱丸之类。气虚者佐以八珍汤、神效黄芪汤。若翳嫩不可拨者，只与用药。治法纵各不同，大意不出乎皂荚丸、生熟地黄丸。其间虚实寒热，轻重随证出入。活法在心，非笔可尽。有肝肾阴虚，绝无翳膜者，惟宜滋养真阴，切勿误与消翳等药也。有偏正头风，久而生翳，以蛇蜕炙脆为末，每服一钱，黑豆炒香淋酒一盏，入葱白三茎，同煎去葱，和滓日服效。（《张氏医通·卷八·七窍门上·内障》）

**1. 青风内障证**

【症状】视瞳神内有气色昏蒙，如晴山笼淡烟也，然自视尚见，但比平时光华则昏蒙日进。

【证机概要】阴虚血少之人，及竭劳心思，忧郁忿恚，用意太过者，每有此患。然无头风痰气夹攻者，则无此证。

【治疗】急宜治之，免变绿色，变绿色则病甚而光没矣。病至此危在旦夕，急用羚羊角汤。（《张氏医通·卷八·七窍门上·内障》）

**2. 绿风内障证**

【症状】瞳神浊而不清，其色如黄云之笼翠岫，似蓝靛之合藤黄，乃青风变重之证，久则变为黄风，此病初患，则头旋两额角相牵，瞳神连鼻内皆痛，或时红白花起，或先后而发，或两眼同发。

【证机概要】虽曰头风所致，亦由痰湿所攻，火郁忧思忿怒之故。

【治疗】肝受热则先左，肺受热则先右，肝肺同病则齐发，羚羊角散。（《张氏医通·卷八·七窍门上·内障》）

**3. 黑风内障证**

【症状】与绿风相似，但时时黑花起。

【证机概要】乃肾受风邪，热攻于眼。

【治疗】宜先予去风热药三四剂，如荆芥、防风、羌活、木贼、

蒺藜、甘菊之类，后用补肾磁石丸。（《张氏医通·卷八·七窍门上·内障》）

### 4. 黄风内障证

【症状】瞳神已大，而色昏浊为黄也。

【注意】病至此，十无一人可救。（《张氏医通·卷八·七窍门上·内障》）

### 5. 银风内障证

【症状】瞳神大成一片，雪白如银。

【证机概要】其病头风、痰火人偏于气，忿怒郁不得舒而伤真气。

【注意】此乃痼疾，金丹不能返光也。（《张氏医通·卷八·七窍门上·内障》）

### 6. 丝风内障证

【症状】视瞳神内隐隐然，若有一丝横经，或斜经于内，自视全物亦如有碎路者。

【证机概要】乃络为风攻，郁遏真气，故视亦光华有损。

【治疗】宜六味丸加细辛、白蒺藜，间与皂荚丸。

【注意】延久变重，内证笃矣。（《张氏医通·卷八·七窍门上·内障》）

### 7. 乌风内障证

【症状】色昏浊晕滞气，如暮雨中之浓烟重雾。

【证机概要】风痰人嗜欲太多，败血伤精，肾络损而胆汁亏，真气耗而神光坠矣。（《张氏医通·卷八·七窍门上·内障》）

### 8. 偃月内障证

【症状】瞳神内上半边，有隐隐白气一湾，如新月覆垂而下，乃内障欲成之候，成则为如银翳。

【证机概要】脑漏人及脑有风寒，阴气怫郁者患之。

【治疗】先与芎辛汤，后与消内障丸剂。此与偃月侵睛，在轮膜中来者不同。（《张氏医通·卷八·七窍门上·内障》）

**9. 仰月内障证**

【症状】瞳神下半边，有白气隐隐一湾，如新月仰而从下向上也，久而变满，为如银内障。

【证机概要】乃水不足，木失培养，金反有余，故津液亏，乃火气郁滞于络而为病也。

【治疗】补肾丸、补肾磁石丸等选用。(《张氏医通·卷八·七窍门上·内障》)

**10. 如银内障证**

【症状】瞳神内白色如银，轻则一点白亮如星，重则瞳神皆白。一名圆翳，有仰月偃月变重为圆者，有一点从中起而渐变大失明者。

【证机概要】乃湿冷在脑，郁滞伤气，故阳光为其闭塞而不得发现也，非银风内障已散大而不可复收之比。

【治疗】血气未衰者拨治之，先服羚羊补肝散，次用补肾丸，庶有复明之理。(《张氏医通·卷八·七窍门上·内障》)

**11. 如金内障证**

【症状】瞳神不大不小，只是黄而明莹。

【证机概要】乃湿热伤元气，因而痰湿阴火攻激，故色变易，非若黄风之散大不可治者。

【治疗】神消散、皂荚丸、羚羊角补肝散主之。(《张氏医通·卷八·七窍门上·内障》)

**12. 绿映瞳神证**

【症状】瞳神乍看无异，久之专精熟视，乃见其深处隐隐绿色，自视亦渐觉昏眇，病甚始觉深绿。

【证机概要】盖痰火湿热害及清纯之气也。

【治疗】先服黄连羊肝丸，后与补肾磁石丸、皂荚丸之类。

【注意】久而不治，为如金青盲等证，其目映红光处，看瞳神有绿色，而彼自视不昏者，乃红光弥于瞳神，照映之故，不可误认为绿风。此但觉昏眇而瞳神绿色，明处暗处，看之皆同，气浊不清者，是此证也。(《张氏医通·卷八·七窍门上·内障》)

### 13. 云雾移睛证

**【症状】**自见如蝇飞花堕，旌旌条环，空中撩乱，或青黄黑白，仰视则上，俯则下也。

**【证机概要】**乃络间津液耗涩，郁滞清纯之气而然，其原皆属胆肾。

**【治疗】**黑者胆肾自病，补肾磁石丸。或白或黄者，因痰火伤肺脾清纯之气也，皂荚丸。（《张氏医通·卷八·七窍门上·内障》）

### 14. 圆翳内障证

**【症状】**黑睛上一点圆，初患之时，但见蝇飞蚁垂，薄烟轻雾，先患一眼，次第相牵，若油点浮水中，日中看之差小，阴处看之则大，或明或暗，视物不明，医者不晓，以冷药治之转见黑花。

**【证机概要】**此因肝肾俱虚而得。

**【治疗】**先与皂荚丸合生熟地黄丸，次与羚羊补肝散、补肾丸。（《张氏医通·卷八·七窍门上·内障》）

### 15. 偃月侵睛证

**【症状】**风轮上半，气轮交际，隐隐白片，薄薄盖下，其色粉青，从膜中而来，为害最迟，每每忽之。

**【证机概要】**乃脑有风湿郁滞，火激脑脂滴下而成。

**【治疗】**羚羊补肝散。（《张氏医通·卷八·七窍门上·内障》）

### 16. 剑脊翳证

**【症状】**亦名横翳，色白或如糙米色者，或微带焦黄色者，但状如剑脊，中高边薄，有似锋芒，横于风轮之外，厚薄不等。厚者虽露上下风轮，而瞳神被掩，视亦不见。薄者瞳神终是被掩，视亦昏眊，纵色嫩根浮者，亦有瘢痕。

**【治疗】**皂荚丸、生熟地黄丸。

**【注意】**若微微红丝罩绊者，尤为难退，非需之岁月，必无功耳。（《张氏医通·卷八·七窍门上·内障》）

### 17. 枣花障证

**【症状】**薄甚而白，起于风轮，从白膜之内，四围环布而来，虽有枣花锯齿之说，实无正形。初患时，微有头旋眼黑，时时痒痛。久则始有目急干涩，昏花不爽之病。

【证机概要】凡性躁急及患痰火伤酒湿热之人，多有此证。

【治疗】宜皂荚丸、生熟地黄丸。

【注意】犯而不戒，则瞳神细小，火入血分，昏泪赤痛者，亦在变证例。(《张氏医通·卷八·七窍门上·内障》)

**18. 白翳黄心证**

【症状】四边皆白，中心一点黄，大小头微赤，时下涩泪，团团在黑珠上。

【证机概要】乃脾肺相传，停留风热。

【治疗】宜皂荚丸合生熟地黄丸。(《张氏医通·卷八·七窍门上·内障》)

**19. 黑花翳证**

【症状】又名黑水凝翳。初患时头旋眼涩见花，黄黑不定，其翳凝结青色，大小眦头涩，频频下泪，口苦不喜饮食。

【证机概要】盖肝受风寒所致。

【治疗】羚羊角散、皂荚丸、生熟地黄丸。(《张氏医通·卷八·七窍门上·内障》)

**20. 五风变成内障证**

【症状】初患时，头旋偏肿，痛甚，或一目先患，或因呕吐双目并暗，瞳神结白如霜，却无泪出。

【证机概要】乃毒风脑热所致。

【治疗】先与除风汤，次用皂荚丸、生熟地黄丸。(《张氏医通·卷八·七窍门上·内障》)

## 八、瞳神散大

瞳神开大，淡白偏斜，此肾虚也。(《张氏医通·卷八·七窍门上·目疾统论》)

**1. 风热所为证**

【症状】瞳神散大者，神光怯弱不能支，亦随而散漫，犹风起而水波也。

【证机概要】风热所为也，火性散，挟风益炽，亦有过服辛散而致者。

【治疗】治宜苦、宜酸、宜凉，如四物去川芎，加黄芩、黄连、甘草、五味子，或六味丸加五味子、石决明。

【注意】大忌辛热，当泻木火之邪，饮食中常如此理。尤忌食冷水大寒之物，能损胃气也。药中不可用茺蔚子、青葙子、川芎、蔓荆子之类，以味辛反助火也。当归味亦辛甘，而不去者，以其和血之圣药也。(《张氏医通·卷八·七窍门上·瞳神散大》)

**2. 邪热郁蒸，风湿攻激证**

【症状】瞳神散大而风轮反窄，甚则一周如线者。

【证机概要】乃邪热郁蒸，风湿攻激，以致神膏走散。

【治疗】若初起收放不常者易敛，缓则气定膏散，不可复收。未起内障，止是散大者，直收瞳神，而光自生。散大而有内障起者，于收瞳神药内量加攻内障药，如补肾磁石丸、补肾丸、《千金》磁朱丸之类。

【注意】大抵瞳神散大，因头风攻痛者多，乃水中伏火之发，最难收敛。如他证伤寒、疟疾、痰火等热邪，蒸坏神膏，内障来迟，而收亦易敛。若风攻则内障即来，且难收敛，而光亦损耳。亦有常人因劳役，或触热而偶然瞳神觉大者，勿误呼为散大也。(《张氏医通·卷八·七窍门上·瞳神散大》)

## 九、 瞳神紧小

瞳神紧小，或带微黄，此肾热也。(《张氏医通·卷八·七窍门上·目疾统论》)

**肝肾俱伤，元气衰弱证**

【症状】瞳神渐渐细小如簪脚，或如芥子，又有神水外围，相类虫蚀，渐觉毛燥羞涩，视尚有光，极难调理，早治可以挽住，经久则难。

【病因病机】因病目不忌淫欲，相火强搏肾水，肝肾俱伤，元气衰弱，不能升运精汁，以滋于胆，胆中之精有亏，所输亦乏，故瞳神亦日渐耗损，甚则陷没俱无，而终身疾矣。

【治疗】治当抑阳缓阴，先与黄连羊肝丸数服，次与六味地黄丸换生地加麦冬、天冬，兼进滋肾丸；不应，加熊胆。

【注意】亦有头风热证攻走，蒸干津液而细小者，皆宜乘初早救，以免噬脐之悔也。（《张氏医通·卷八·七窍门上·瞳神紧小》）

## 十、　瞳神欹侧

【症状】瞳神欹侧，谓瞳神歪斜，或如杏仁桃核、三角半月。

【病因病机】此肝肾灼烁，水槁火炎而耗损瞳神。

【治疗】宜六味丸加蒺藜、当归及清火药。若轮破损，神膏流绽而欹侧者，瞳神将尽矣，急宜补肾。

【注意】若轮外有蟹睛者，蟹睛虽平，瞳神不得复圆，外有脂翳，终身不脱。（《张氏医通·卷八·七窍门上·瞳神欹侧》）

## 十一、　目昏

小儿水在上，火在下，故目明；老人火在上，水不足，故目昏。（《张氏医通·卷八·七窍门上·目疾统论》）

经曰：肝虚则目䀮䀮无所见。又曰：肾足少阴之脉，是动则病坐而欲起，目䀮䀮无所见。又曰：少阴所谓起则目䀮䀮无所见者，阴内夺，故目䀮䀮无所见也，此目疾而犯房劳所致，大率于房劳后尤甚，夜光椒红丸。（《张氏医通·卷八·七窍门上·目昏》）

倪仲贤云：经曰：足厥阴肝主目，在志为怒，怒甚伤肝，伤脾胃则气不聚，伤肝则神水散，神水亦气聚也。其证无眵泪，痛痒羞明紧涩，初但昏如云雾中行，渐觉空中有黑花，又渐则睹物成二体，久则光不收，遂为废疾，盖其神水渐散，散而又散，终则尽散也。（《张氏医通·卷八·七窍门上·目昏》）

此病勿作痰治，但当养肝肾阴血，然必积以岁月，无饥饱劳役，七情五贼，庶几易效。若久病光不收者，不可治也。一证因为暴怒，神水随散，光遂不收，永不复治。又一证为物所击，神水散，如暴怒之证，亦不复治。俗名为青盲者也，病者始不经意，及成，医亦不识，直曰热致，竟以凉药收之，殊不知凉为秋为金，又

伤肝木，往往致废而后已。(《张氏医通·卷八·七窍门上·目昏》)

**睛黄视眇证**

【症状】风轮黄亮如金色，而视亦微眇。

【证机概要】好酒嗜食，湿热燥腻之人，每有此疾。为湿热重而浊气熏蒸，清阳之气升入轮中，故轮亦色变。

【治疗】治其湿痰则愈，五苓散加茵陈、龙胆草，甚则栀子柏皮汤之类。(《张氏医通·卷八·七窍门上·目昏》)

## 十二、暴盲

目者宗筋之所聚，上液之道也，泣不止则液竭，液竭则精不灌，精不灌则目无所见矣。气脱者，目不明。(《张氏医通·卷八·七窍门上·目疾统论》)

【症状】暴盲者，倏然盲而不见也。

【病因病机】致病有三：曰阳寡，曰阴孤，曰神离。乃痞塞关格之病。病于阳伤者，缘忿怒暴悖，恣酒嗜辣，久病热病痰火人得之，则烦躁秘渴。病于阴伤者，多嗜色欲，或悲伤哭泣之故，患则类中风中寒之起。伤于神者，因思虑太过，用心罔极，忧伤至甚，惊恐无措者得之，患则其人如痴骇病发之状。屡见阴虚水少之人，因头风痰火眩晕发后，醒则不见，能保养者，亦有不治自愈。

【治疗】气大虚者，急服大剂人参膏。血虚者，大剂黄芪、当归煎汤，调服人参膏。患湿者，白术为君，黄芪、茯苓、陈皮为臣，附子为佐。三者治目暴盲，皆为气病，故用人参、白术；即血虚者，亦须人参，方有阳生阴长之功，经谓气脱者目不明，即其证也。

【注意】最忌金石镇坠之药，以其神气浮散于上，犯之必死。(《张氏医通·卷八·七窍门上·暴盲》)

## 十三、青盲

【症状】青盲，瞳神不大不小，无缺无损，仔细视之，与好眼一般，只是自看不见。

【病因病机】青盲有二，须询其为病之源。若伤于七情，则伤于神；若伤于精血，则损于胆。

【治疗】若伤于七情，则伤于神，独参汤，或保元汤加神、砂、麝香、门冬、归身。若伤于精血，则损于胆，六味丸加酸枣仁、柴胡。皆不易治，而失神者尤难取效，能保其真者，屡有不治而愈。若年高及病后，或心肾不充者，虽治不愈。

【注意】世人但见目盲，便呼为青盲者，谬甚！夫青盲者，瞳神不大不小，无缺无损，仔细视之，与好眼一般，只是自看不见，方为此证。若瞳神有何气色，即是内障，非青盲也。（《张氏医通·卷八·七窍门上·青盲》）

### 十四、 雀盲

【症状】雀盲，俗称也，亦曰鸡盲，《本科》曰高风内障，至晚不见，至晓复明也。

【病因病机】方书以为木生于亥，旺于卯而绝于申，至酉戌之时，木气衰甚，故不能睹，至日出于卯之时，木气稍盛，故复明。按《内经》云：目得血而能视，血虚肝失所养，则不能视。夜属阴，人之血属阴，阴主静而恶躁扰，阴虚则火必盛，弱阴不能胜强火，故夜转剧，昏暗而不能睹；天明以阳用事，阳主动，火邪暂开，故稍明。

【治疗】蛤粉丸、煮肝散、决明夜灵散，效后常服六味丸加当归、沙参，永保终吉。治以补气养血为主，食以牛猪之肝即愈，益见其元气弱而阴不足也。（《张氏医通·卷八·七窍门上·雀盲》）

【注意】雀目不能夜视，皆禁出血，只宜补肝养肾。（《张氏医通·卷八·七窍门上·目疾统论》）

### 十五、 真睛膏损

【症状】真睛膏损，乃热伤其水，以致神膏缺损，其状风轮有证，或痕或粆，长短大小不一，或粆小如针刺伤者，或粆大如簪脚刺伤者，或痕如指甲刻伤者，或风轮周匝有痕长甚者。

【病因病机】凡有此等，皆肝胆络分有郁滞，热蒸之甚，烁坏神膏之故。

【治疗】并宜六味丸加当归、石决明、白蒺藜及八珍、补中之类。

【注意】急须早治，勿使深陷为窟，为蟹睛突出，为翳满如冰瑕等患。必久服峻补之剂，方得水清膏复，若治间息，则白晕终身难免。（《张氏医通·卷八·七窍门上·真睛膏损》）

## 十六、 膏伤珠陷

【症状】膏伤珠陷，谓珠觉低陷而不鲜绽也，非若青黄凸出诸漏之比。

【病因病机】所致不一，有恣色而竭肾水者，有嗜辛燥而伤津液者，有因风痰湿热久郁而蒸损睛膏者，有不当出血而误伤经络，及出血太多以致膏液不得滋润涵养者，有哭损液汁而致者，大抵皆元气弱而膏液不足也。

【治疗】治当温养血气为主。

【注意】慎不可用清凉之剂。凡人目无故而自低陷者，死期至矣。若外有恶证，内损睛膏者不治。（《张氏医通·卷八·七窍门上·膏伤珠陷》）

## 十七、 神水将枯

【症状】神水将枯，视珠外神水干涩不润，如蜓蚰之光。

【病因病机】乃火气郁蒸，膏泽内竭之候。凡见此证，必成内障，若失调理，久久瞳神紧小，内结云翳，渐成瞽疾。盖瞳神小者肝热肾虚，瞳神大者肝虚肾热，此为肝热肾虚。

【治疗】初起珠头坠痛，大眦微红，犹见三光者，六味地黄丸加麦冬、五味子。热结膀胱证，神水将枯者，盖下水热蒸不清，故上亦不清，澄其源而流自清矣。

【注意】初起切忌吹点。若小儿素有疳证，粪如鸭溏而目疾，神将枯者死。（《张氏医通·卷八·七窍门上·神水将枯》）

## 十八、 辘轳转关

【症状】脑筋如拽神珠，不待转运而自蓦然察上，蓦然察下，下之不能上，上之不能下，或左或右，倏易无时，轻则气定脉偏而珠歪，如神珠将反之状，甚则翻转而为瞳神反背矣。

【病因病机】目病六气不和，或有风邪所击。

【治疗】治用姜汁调香油，摩擦目眦，及迎香、上星、风池、风府、太阳等穴。若暴起者，宜用里药，兼升补即愈，如神效黄芪汤、补中益气汤并加羌活；风热势盛，通肝散。（《张氏医通·卷八·七窍门上·辘轳转关》）

## 十九、　神珠将反

【症状】神珠将反者，谓目珠不正。虽欲转而不能转，甚则其中自闻眊眊有声如响。

【病因病机】虽欲转而不能转，乃风热攻脑，筋络牵急，吊偏神珠，是以不能运转，甚则其中自闻眊眊有声如响。

【治疗】石膏散、通肝散选用。血分有滞者，目赤肿痛，酒煎散加五灵脂。

【注意】失治，有反背之患。（《张氏医通·卷八·七窍门上·神珠将反》）

## 二十、　瞳神反背

【症状】瞳神反背者，因风热搏击其珠，而斜翻转侧。

【病因病机】因风热搏击其珠。

【治疗】方用通肝散加全蝎、钩藤，或黄芪建中加羌活、归身、蝎梢，虚则神效黄芪、补中益气皆可取用。

【注意】或云即是瞳神发白，北人声韵相似也。盖发白即是内障，故宜金针拨之。若前所言，即神珠将反之暴者，非真反背也，安有目系内击而能反背之理？医者审之。（《张氏医通·卷八·七窍门上·瞳神反背》）

## 二十一、　青黄凸出

【症状】青黄凸出者，风轮破碎，内中膏汁绽出也。

【病因病机】有自破而胀出不收者；有因外障，以寒凉逐退内火，外失平治而凸起者。

【治疗】但用皂荚丸入硼砂少许，免其眯凸而已。

【注意】纵有妙手，不复可救。（《张氏医通·卷八·七窍门上·青黄凸出》）

## 二十二、珠中气动

【症状】气动者，视瞳神深处，有气一道，隐隐袅袅而动，状若明镜远照一缕清烟也。

【病因病机】患头风、痰火人，郁久火胜，则搏击其络中之气，游散飘忽。

【治疗】宜以头风例治之。

【注意】动而定后光冥者，内证成矣。（《张氏医通·卷八·七窍门上·珠中气动》）

## 二十三、倒睫拳毛

【症状】倒睫拳毛者，由目紧皮缩所致也，久则赤烂，神水不清，以致障结涩碍泪出之苦。

【病因病机】内伏火热而阴气外行。

【治疗】人有拔去剪去者，有医以竹板夹起上睥，七日连皮脱下者，得效虽速，殊不知内病未除，未几复倒，譬之草木枯槁，则枝叶萎垂，即朝摘黄叶，暮去枯枝，徒伤其本，不若培益水土，则黄者翠而垂者耸矣。此证内伏火热而阴气外行，当泻其热，眼皮缓则毛自出，翳膜亦退。用手法扳出内睑向外，速以三棱针出血，以左手爪甲迎其锋立愈。又目眶赤烂，亦当以三棱针刺目眶泻其湿热，后服防风饮子，搐鼻碧云散，亦宜兼用。起倒睫法，以木鳖一枚为末，绵裹塞鼻中，左塞右，右塞左，一夜其毛自直。

【注意】若内边另出一层短毛撩于珠上者，镊去。（《张氏医通·卷八·七窍门上·倒睫拳毛》）

## 二十四、睥急紧小

睥急紧小，谓眼楞紧缩，乃倒睫拳毛之渐也。若不因治而渐自缩小者，乃膏血津液涩耗，筋脉紧急之故。若因治而急小者，多因睥宽倒睫，屡次夹去上睥。失于内治，或不当割导而频数开导，致血液耗而紧小者，当乘时滋养，神效黄芪汤。小角偏紧，去陈皮，

加连翘、生地、当归。若络定气滞，虽治不复愈矣。(《张氏医通·卷八·七窍门上·睥急紧小》)

楼全善云：阳虚则眼楞紧急，阴虚则瞳子散大。故东垣治眼楞紧急，用人参、黄芪补气为君，佐以辛味疏散之，而忌白芍药、五味子之类，酸收故也。治瞳子散大，用地黄补血为君，佐以酸味收敛之，而忌茺蔚子、青葙子之类，辛散故也。(《张氏医通·卷八·七窍门上·睥急紧小》)

**1. 睥肉粘轮证**

【症状】目内睥之肉与气轮相粘不开。

【证机概要】湿热蕴脾。

【治疗】宜服泻湿热药，如防风、细辛、龙胆草、苦参、蝎梢、牛蒡子之类，以风药能于土中泻水故也。(《张氏医通·卷八·七窍门上·睥急紧小》)

**2. 胞肉胶粘证**

【症状】两睥粘闭，夜卧尤甚，必得润而后可开。

【证机概要】其病重在脾肺湿热。

【治疗】当以清凉滋润为主，虽有障在珠，亦是湿热内滞之故，非障之愆。

【注意】久而不治，则有疮烂之变。(《张氏医通·卷八·七窍门上·睥急紧小》)

**3. 睥翻粘睑证**

【症状】乃睥翻转贴在外睑之上。

【证机概要】此气滞血壅于内，皮急系吊于外，故不能复转，皆由风湿之滞所致，故风疾人患此者多。

【治疗】宜用镰剔开导之法。(《张氏医通·卷八·七窍门上·睥急紧小》)

**4. 风牵出睑证**

【症状】睑受风而皮紧，睥受风而肉壅，泪出水渍于睑而湿烂，此土陷不能堤水也。

【证机概要】乃脾胃受风毒之证。

【治疗】先用香油调姜汁粉摩散风邪，翻转睑皮，烙三五度。若眼有红筋贯上，黑睛有翳膜者，吹以丹药。歪斜者，灸颊车、耳门，开口取之，太阳、人中、承浆。歪右灸左，歪左灸右。

【注意】近患者易退，年久者难愈，又大风人面部所牵，多受是病，难以调治。(《张氏医通·卷八·七窍门上·睥急紧小》)

**5. 血瘀睥泛证**

【症状】谓睥内之肉，紫瘀浮泛，甚则如细泡无数，相连成片。

【证机概要】盖睥络血滞又不忌火毒燥腻，致积而不散，或碎睥出血冒风所致。

【治疗】宜活血为主，并用开导。(《张氏医通·卷八·七窍门上·睥急紧小》)

**6. 睥虚如球证**

【症状】谓目睥浮肿如球也。以两手掌擦热拭之，少平，顷复如故。

【证机概要】血不足，而虚火壅于气分也。

【治疗】补中益气汤去升麻加葛根、木通、泽泻。(《张氏医通·卷八·七窍门上·睥急紧小》)

## 二十五、风沿烂眼

风沿眼系，上膈有积热，自饮食中挟怒气而成，顽痰痞塞，浊气不降，清气不升，由是火益炽而水益降，积而久也。眼沿因脓积而肿，于中生细小虫丝，遂年久不愈，而多痒者是也。服柴胡饮子，点蕤仁膏。(《张氏医通·卷八·七窍门上·风沿烂眼》)

**1. 迎风赤烂证**

【症状】目不论何风，见之则赤烂，无风则否。

【证机概要】盖赤者木中火证，烂者土之湿证。

【治疗】川芎茶调散。

【注意】此专言见风赤烂之患，与后见风泪出诸证不同。(《张氏医通·卷八·七窍门上·风沿烂眼》)

**2. 眦赤烂证**

【症状】谓目烂惟眦有之，目无别病也。

【证机概要】赤胜烂者多火，乃劳心忧郁忿悖，无形之火所伤。烂胜赤者湿多，乃恣燥嗜酒，风热熏蒸，有形之湿所伤。病属心络，甚则火盛水不清，而生疮于眦边也。

【治疗】洗肝散加麻黄、蒺藜、川连，并用赤芍、防风、五倍子、川连煎汤，入盐、轻粉少许洗之，点用炉甘石散，及晚蚕沙、香油浸月余，重绵滤过点之。(《张氏医通·卷八·七窍门上·风沿烂眼》)

## 二十六、 目泪不止

经云：风气与阳明入胃，循脉而上至目内眦，其人肥则风气不得外泄，则为热中而目黄；人瘦，则外泄而寒，则为寒中而泣出。其目黄属热，泪出属寒也明矣。(《张氏医通·卷八·七窍门上·目泪不止》)

东垣云：水乘木势，上为眼涩为眵为冷泪，此皆由肺金之虚，而肝木寡于畏也。(《张氏医通·卷八·七窍门上·目泪不止》)

**1. 肝虚受克证**

【症状】凡目见西北二风，则涩痛泪出。

【证机概要】乃肝虚受克。

【治疗】止泪补肝散，并灸睛明二穴。(《张氏医通·卷八·七窍门上·目泪不止》)

**2. 肝自病证**

【症状】见东南二风，则涩痛泪出。

【证机概要】乃肝自病。

【治疗】菊花散。(《张氏医通·卷八·七窍门上·目泪不止》)

**3. 肝肾经中有伏饮证**

【症状】若不论何风，见则流冷泪者。

【证机概要】乃肝肾经中有伏饮，血液不足，窍虚风入，因邪引邪之患。

【治疗】夜光椒红丸，或四物汤换赤芍、生地，加防风、肉桂、羌活、木贼。(《张氏医通·卷八·七窍门上·目泪不止》)

**4. 肝肾经中有伏火证**

【症状】不论何风，见则流热泪。

【证机概要】乃肝肾经中有伏火，虚窍不密，因风引出其泪。

【治疗】川芎茶调散、菊花散选用。（《张氏医通·卷八·七窍门上·目泪不止》）

**5. 头风冷泪证**

【症状】冷泪。

【证机概要】头风所致冷泪。

【治疗】庞安常云：头风冷泪，用菊花、决明子、白术、白芷、细辛、羌活、荆芥煎服并洗。（《张氏医通·卷八·七窍门上·目泪不止》）

**6. 肝胆气弱，肾水不足证**

【症状】目不赤不痛，别无病苦，不因见风，亦时常流出冷泪，甚则视而昏眇。

【证机概要】乃肝胆气弱，肾水不足。

【治疗】八味丸用椒制地黄加川芎、当归。（《张氏医通·卷八·七窍门上·目泪不止》）

**7. 产后悲泣太过证**

【症状】目泪不止。

【证机概要】产后悲泣太过。

【治疗】十全大补汤加川椒、细辛。（《张氏医通·卷八·七窍门上·目泪不止》）

**8. 肝肾精血耗竭，阳火易动证**

【症状】热泪不时常流。

【证机概要】乃内火激动其水，因肝肾精血耗竭，阳火易动而伤其液也。

【治疗】六味丸加川椒、制熟地，倍丹皮。（《张氏医通·卷八·七窍门上·目泪不止》）

**9. 哭泣太伤证**

【症状】目泪不止。

【证机概要】哭泣太伤所致。

【治疗】八珍汤加川椒、五味子。(《张氏医通·卷八·七窍门上·目泪不止》)

**10. 肺脏久冷证**

【症状】不时冷泪积于泪堂。

【证机概要】肺脏久冷。

【注意】肺脏久冷，不时冷泪积于泪堂，此泪通于肺，难治，久流令人目昏。(《张氏医通·卷八·七窍门上·目泪不止》)

**11. 痰火上壅，脾肺湿热证**

【症状】睥内如痰，白稠腻甚，拭之即有者。

【证机概要】是痰火上壅，脾肺湿热所致，故好酒嗜燥停郁者，每患此疾。

【治疗】逍遥散去柴胡、陈皮，加羌活、防风、菊花。

【注意】若觉睥肿及有丝脉虬赤者，必滞入血分，防瘀血灌睛等变。(《张氏医通·卷八·七窍门上·目泪不止》)

## 二十七、 目疮疣

**1. 实热生疮证**

【症状】有痛痒轻重不同，重则堆积高厚，紫血脓烂，而腥臭如瘀滞，膏溷水浊，每每流于睥眦成疮，血散而疮自除。

【证机概要】实热所致生疮。

【注意】别无痛肿证者，轻而无妨。(《张氏医通·卷八·七窍门上·目疮疣》)

**2. 火盛疮生证**

【症状】堆重带肿痛者。

【证机概要】火盛疮生。

【治疗】治宜泻心火、解热毒，有疮处仍用开导洗点。

【注意】当急治，恐浊气沿入而病及于珠也。(《张氏医通·卷八·七窍门上·目疮疣》)

**3. 椒疮证**

【症状】椒疮生于睥内，累累如椒，红而坚者是也，有则砂擦难开，多泪而痛，今人皆呼为粟疮，误矣。此则坚而难散，粟疮亦生在睥，但色黄软而易散。

【治疗】椒疮，医者卒以龙须出血取效，甚则累累连片，疙瘩不平，不得已而导，中病即止。

【注意】若退而复来者，乃内有瘀滞，必须再导，更服祛风热药以治其内。（《张氏医通·卷八·七窍门上·目疮疣》）

**4. 粟疮证**

【症状】粟疮生于两睥，细颗黄而软。

【证机概要】湿热郁于土分。

【治疗】须服退湿热药。

【注意】若目病头疼者，必有变证。若睥生痰核者，乃痰因火滞而结，生于上睥者多，屡有不治自愈；有恣嗜辛辣热毒，酒色斫丧之人，久而变为瘰漏重疾者有之。（《张氏医通·卷八·七窍门上·目疮疣》）

## 二十八、 五疳证

**1. 木疳证**

【症状】生于风轮者多，其色蓝绿青碧，有虚实之别。虚者大而昏花，实者小而涩痛。非比蟹睛因破而出，乃自然生者，大小不一，随其变长也。

【治疗】实者泻青丸，虚者通肝散。（《张氏医通·卷八·七窍门上·五疳证》）

**2. 火疳证**

【症状】生于睥眦及气轮，在气轮者，火邪克金，为害尤急。初起如椒疮瘤子一颗，小而圆如小赤豆，次后渐大，痛者多，不痛者少，不可误认作轮上一颗如赤豆，为易消之证，此则从内而生也。

【治疗】三黄汤、导赤散，分虚实治之。（《张氏医通·卷八·七窍门上·五疳证》）

**3. 土疳证**

【症状】谓睥上生毒，俗呼偷针眼，有一目生又一目者，有止生一目者。

【治疗】泻黄散。初起以骣入大眦内边泪堂窍中捻之，泪出即消，无不立愈。

【注意】有邪微不出脓血而愈者，有犯辛热燥腻，风沙烟火，为漏为吊者。(《张氏医通·卷八·七窍门上·五疳证》)

**4. 金疳证**

【症状】初起与玉粒相似，生于睥内，必碍珠涩痛，以生障翳。生于气轮者，则有珠痛泪流之苦，子后午前，阳分气升之时则重，午后入阴分，则病略宁。

【治疗】宜泻肺汤。

【注意】久而失治，违戒反触者，有变漏之患。(《张氏医通·卷八·七窍门上·五疳证》)

**5. 水疳证**

【症状】忽然一珠，生于睥眦气轮之间者多，若在风轮，目必破损。有虚实大小之殊，实者小而痛甚，虚者大而痛缓。状如黑豆，亦有横长而圆者。头风人多有此患。

【治疗】清空膏、神芎丸选用。此证与木疳相似，但部分稍异，色亦不同，黑者属水，青绿蓝碧者属木。

【注意】久而失治，必变为漏，以风郁久胜，精膏走散，随其所伤之络，结滞为疳，湿热相搏而为漏矣。(《张氏医通·卷八·七窍门上·五疳证》)

## 二十九、 漏睛

漏睛者，眦头结聚生疮，流出脓汁，或如涎水黏睛，上下不痛，仍无翳膜，此因风湿停留睑中所致。久而不治，致有乌珠坠落之患。(《张氏医通·卷八·七窍门上·漏睛》)

**1. 大眦漏证**

【症状】大眦之间生一漏，时流血水，紫晕肿胀而痛。

【证机概要】病在心火实毒。

【治疗】金花丸加羌活、蝎尾。(《张氏医通·卷八·七窍门

上·漏睛》)

**2. 小眦漏证**

【症状】小眦间生一漏，时流血色鲜红。

【证机概要】病由心胞络而来，相火横行之候。

【治疗】导亦散加透风清热药。（《张氏医通·卷八·七窍门上·漏睛》）

**3. 阴漏证**

【症状】不论何部生漏，但从黄昏至天晓，则痛胀流水，作青黑色，或腥臭不可闻，日间则稍可。

【证机概要】乃幽阴中有伏火为患。

【治疗】四物汤加细辛、香附、连翘之类。（《张氏医通·卷八·七窍门上·漏睛》）

**4. 阳漏证**

【症状】不论何部生漏，但日间胀痛流水，其色黄赤，遇夜则稍可。

【证机概要】乃阳络中有湿热留着所致。

【治疗】人参漏芦散去当归，加羌活、防风、生甘草。（《张氏医通·卷八·七窍门上·漏睛》）

**5. 正漏证**

【症状】生于风轮，或正中，或略偏，若初发破浅，则流出如痰白膏，日久而深，则流出育黑膏汁，瞳神已损。

【证机概要】为肝肾风热伏陷所致。

【治疗】急用泻肝药，如龙胆草、羌活、生地、大黄之类下夺之。（《张氏医通·卷八·七窍门上·漏睛》）

**6. 偏漏证**

【症状】生于气轮，较正漏为害稍迟，其流如稠黏白水，重则流脓。

【证机概要】痰湿流于肺经而成。

【治疗】急用泻肺药，如贝母、桔梗、桑白皮、生甘草、黄芩、山栀之类凉解之。

【注意】久而失治，水泄膏枯，目亦损矣。（《张氏医通·卷八·七窍门上·漏睛》）

**7. 外漏证**

【症状】生于两睥之外，或流稠脓，或流臭水，胀痛则流出，不胀则略止。

【治疗】先与人参漏芦散，后用《千金》托里散加葱白。（《张氏医通·卷八·七窍门上·漏睛》）

**8. 窍漏证**

【症状】乃目傍窍中流出薄稠水，如脓腥臭，拭之即有，久则目亦模糊也。

【证机概要】嗜燥耽酒，痰火湿热者，每多患此。

【治疗】竹叶泻经汤、《千金》托里散，先后收功。

【注意】久不治，亦有暗伤神水，耗损神膏之患。（《张氏医通·卷八·七窍门上·漏睛》）

## 三十、 不能近视

东垣云：能远视不能近视者，阳气有余，阴气不足，少年穷役眼神所致也。

**1. 有火无水证**

【症状】目能远视，不能近视。

【证机概要】目能远视，知其有火；不能近视，责其无水。

【治疗】海藏云：目能远视，知其有火；不能近视，责其无水。法当补肾，加减地芝丸，或六味丸加减。（《张氏医通·卷八·七窍门上·不能近视》）

**2. 阴精不足，阳光有余证**

【症状】不能近视。

【证机概要】阴精不足，阳光有余，病于水者。

【治疗】《秘要》云：阴精不足，阳光有余，病于水者，故光华发见，散乱而不能收敛近视，治之在心肾。（《张氏医通·卷八·七窍门上·不能近视》）

### 三十一、 不能远视

东垣云：能近视不能远视者，阳气不足，阴气有余，此老人桑榆之象也。（《张氏医通·卷八·七窍门上·不能远视》）

**1. 有水无火证**

【症状】目能近视，不能远视。

【证机概要】目能近视，知其有水；不能远视，责其无火。

【治疗】海藏云：目能近视，知其有水；不能远视，责其无火。治当补心，加味定志丸、八味丸，早暮间服。（《张氏医通·卷八·七窍门上·不能远视》）

**2. 阳不足阴有余证**

【症状】平昔无病，素能远视而忽然不能者。

【证机概要】盖阳不足阴有余，病于火者，故光华不能发越于外，而偎敛近视耳。

【治疗】《秘要》云：此证非谓禀受生成近觑之病，乃平昔无病，素能远视而忽然不能者也。盖阳不足阴有余，病于火者，故光华不能发越于外，而偎敛近视耳，治之在胆肾。

【注意】若耽酒嗜燥，头风痰火，忿怒暴悖者，必伤损神气，阴阳偏胜，而光华不能发达矣。（《张氏医通·卷八·七窍门上·不能远视》）

### 三十二、 目妄见

《素问》云：夫精明者，所以视万物，别黑白，审长短。以长为短，以白为黑，如是则精衰矣。人之目者，心之使也，心者神之舍也，故精神乱而不转，卒然见非常处，精神魂魄，散不相得，故曰惑也。（《张氏医通·卷八·七窍门上·目妄见》）

**阴精亏损，阳光飞越证**

【症状】如神光自见，则每如电闪；黑夜精明，则晦冥之中，倏忽见物；视正反邪，则物本正而目见为邪；视定反动，则物本定而目见为动；视物颠倒，则观物皆振动倒植；视一为二，则一物而目视为二；视胆有色，则常见萤星云雾及大片青绿蓝碧之色；视赤如白，则视物却非本色，或视粉墙如红如碧，或看黄纸似绿似蓝之类；光华晕大，则视日与灯烛皆生红晕而大。

【证机概要】此阴精亏损，阳光飞越之候。

【治疗】总以补养为主，如加减驻景丸、益气聪明汤之类。

【注意】久而不治，不无内障之虞。（《张氏医通·卷八·七窍门上·目妄见》）

### 三十三、目闭不开

目闭不开，各求其本而治之。（《张氏医通·卷八·七窍门上·目闭不开》）

**1. 热则筋纵证**

【症状】目闭不开。

【证机概要】足太阳之筋为目上纲，足阳明之筋为目下纲，热则筋纵目不开。

【治疗】助阳和血汤。（《张氏医通·卷八·七窍门上·目闭不开》）

**2. 湿热所遏证**

【症状】目闭不开，目胞微肿。

【证机概要】湿热所遏者，则目胞微肿。

【治疗】升阳除湿防风汤。（《张氏医通·卷八·七窍门上·目闭不开》）

**3. 真阳不能上升证**

【症状】目闭不开，喜暖怕亮。

【证机概要】真阳不能上升者，则喜暖怕亮。

【治疗】补中益气汤。（《张氏医通·卷八·七窍门上·目闭不开》）

**4. 肝虚证**

【症状】闭目不欲见人。

【证机概要】肝虚者则闭目不欲见人。

【治疗】金匮肾气丸。（《张氏医通·卷八·七窍门上·目闭不开》）

### 三十四、目为物所伤

被物撞损者，或打跌撞破伤胞睑也，积血紫青，撞破白仁，伤其硬壳，此不为害，惟撞破黄仁风轮，血灌瞳神，与水轮混杂，最为利害。或虽不破，而泪多苦如柏汁者难治。急宜酒煎散去防己、牛蒡子，加羌活、木贼，熨以葱、艾，护以清凉膏，或专以生地黄捣烂作饼，烘热贴太阳穴及眼胞上，一日一换，以散其血。如无生地黄，用芙蓉叶捣烂烘贴，干者用鸡子清调之。若眼眶青黑，捣生莱菔护贴，切宜避风忌口。痛甚，酒煎散加没药。渐生翳障者，犀角地黄汤换赤芍，加大黄、当归、柴胡、连翘、甘草。若至血散，变生白翳不痛，为不治也。（《张氏医通·卷八·七窍门上·目为物所伤》）

**1. 惊振外障证**

【症状】目被物撞触而结为外障也，与伤在膏上急者不同。初撞目时，亦有珠疼涩胀之苦，为其伤轻，而瘀自潜消。

【证机概要】痛虽止而不戒禁，有所触发其火，致水不清，气滞络涩而生外障者。

【治疗】神消散去苍术，加石决明，兼皂荚丸。

【注意】凡外障结而珠疼，致头疼及肿胀者，皆是恶证，防变，急宜治之。（《张氏医通·卷八·七窍门上·目为物所伤》）

**2. 惊振内障证**

【症状】因病目再被撞打，变成内障，日夜疼痛，淹淹障生，赤膜绕目不能视三光，亦如久病内障。

【证机概要】因病目再被撞打，变成内障。

【治疗】宜皂荚丸合生熟地黄丸。（《张氏医通·卷八·七窍门上·目为物所伤》）

**3. 物损真睛证**

【症状】谓被物触打在风轮。伤有大小，色有黄白，黄者害速，白者稍迟，若触膏及破者，必有膏汁，或青黑，或白如痰者流出，为患最急，纵然急治，瞳神虽在，亦难免欹侧之患。

【治疗】如草木刺、金石屑、苗叶尖、针尖，触在风轮，必晓夜疼痛难当，急宜取出，迟则结成黄白颗，如粟疮银星之状，绿膏水结滞而障生，先去物而治障。若伤在气轮皮内，取迟者必有瘀血灌睛，取去物而先导之，后治余证。若视昏者，瞳神有大小欹侧之患，久而失治，目必枯凸。

【注意】大凡此病，不论大小黄白，但有泪流赤胀等证者，急而有变，珠疼头重者尤急。素有风热痰火矿丧之人，病已内积，因外伤激动其邪，乘此为害，痛甚便涩者最凶。（《张氏医通·卷八·七窍门上·目为物所伤》）

### 4. 飞丝入目证

【症状】谓风飏游丝，偶然触入目中而作痛也。若野蚕、蜘蛛、木虫之丝患尚迟，若遇金蚕老鹳丝，其目不出三日迸裂。

【治疗】治飞丝入目方，用火麻子一合，杵碎，井水一碗浸搅，却将舌浸水中，涎沫自出神效。一方，用茄子叶碎杵，如麻子法亦妙。（《张氏医通·卷八·七窍门上·目为物所伤》）

### 5. 物偶入睛证

【症状】偶然被物落在目中而痛。

【治疗】切不可乘躁便擦，须按住性，待泪来满而擦，则物润而易出。如物性重，及有芒刺而不能出者，急令人取出，不可揉擦，擦则物愈深入而难取。至若入深，轻翻上睥取之，不取则转运阻碍，气滞血凝而病变。芒刺金石棱角之物，失取碍久，及擦重者，则坏损轮膏。如痕㿂凝脂等病，轻则血瘀水滞，为痛为障等病。有终不得出而结于睥内者，必须翻之寻看，因其证而治之。（《张氏医通·卷八·七窍门上·目为物所伤》）

### 6. 眯目飞扬证

【症状】因出行间，风吹沙土入目，频多揩拭，以致气血凝滞而为病。初起泪出急涩，渐重结为障翳。

【治疗】当辨形证施治。初起将绵卷簪脚，捻拨出尘物。久者翻转睥睑，看有积处，镰洗至平，不须吹点。物落眼中，用新笔蘸缴出。治稻麦芒入眼，取蛴螬以新布覆目上，待蛴螬从布上摩之，

其芒出着布上。(《张氏医通·卷八·七窍门上·目为物所伤》)

### 三十五、 伤寒愈后之病

【症状】其病瘾涩目赤胀，目生翳羞明，头脑骨痛。

【病因病机】伤寒病愈后，或有目复大病者，以其清阳之气不升，余邪上走空窍也。

【治疗】当助清阳上出则愈。

【注意】最忌大黄、芒硝，苦寒通利，犯之不可复治。(《张氏医通·卷八·七窍门上·伤寒愈后之病》)

### 三十六、 经逆赤肿

【症状】女人逆经，血灌瞳神，满眼赤涩者。

【病因病机】乃血热经闭，过期不行，则血逆行于上。

【治疗】只用四物加行气破血通经药，经行则血翳自退。势甚，必加酒大黄下夺其势。去火所以存阴，正为肝虚血少，不得不以退火为急务，火不下夺，则凌烁真阴，阳愈亢而阴愈竭矣。人但知四物之补血，孰知大黄为补血哉？若因其虚而用补药，非徒无益，真是抱薪救焚矣！

【注意】逆经，血灌瞳神，满眼赤涩，如有胬肉，切不可钩割。(《张氏医通·卷八·七窍门上·经逆赤肿》)

### 三十七、 妊娠目病

妊娠目病，须分气分血分。(《张氏医通·卷八·七窍门上·妊娠目病》)

**1. 气分目病证**

【症状】气分则有旋胪泛起，瞳神散大等症。

【证机概要】气分目病。

【治疗】盖其阴阳涩滞，与常人不同，内伐恐伤胎泄气，不伐则病又不除，然必善施内护外劫之法，则百发百中矣。(《张氏医通·卷八·七窍门上·妊娠目病》)

**2. 血分目病证**

【症状】血分则有瘀血凝脂等症。

【证机概要】血分目病。

【治疗】盖其阴阳涩滞，与常人不同，内伐恐伤胎泄气，不伐则病又不除，然必善施内护外劫之法，则百发百中矣。(《张氏医通·卷八·七窍门上·妊娠目病》)

## 三十八、 产后目病

【症状】产后目病。

【病因病机】产则百脉皆动，邪易以乘，肝部发生之气甚弱，而胆失滋养，精汁不盛，则目中膏液，皆失化源，所以目病者多皆内不足所致。

【治疗】其外证易知者，人皆知害而早治。其内证害缓者，人多忽之，比其成也，悔无及矣。

【注意】大抵产后，病宜早治，莫待其久，久则气血定而病深，治亦不易。(《张氏医通·卷八·七窍门上·产后目病》)

## 三十九、 痘疹余毒证

痘疮入眼，其痘疮初生，眼闭不开，眼上即有痘疮，点在黑暗上者，急取益母草煎汤熏洗，日三度，更以鳝鱼血点之，忌口及夜啼，乳母亦忌口，须痘疮痊可，其眼渐开，眼中之痘亦愈矣。初起痘疮入眼，决明散、密蒙散；痘疮入眼成翳者，谷精散、神功散选用。丹方，用望月砂末，生鸡肝研烂，饭上蒸熟，每日空心食之效。大抵治之早，则易退而无变，迟则退迟。今人但见痘后目疾，便谓不治，不知但瞳神不损者，纵久远，亦有可治之理。惟久而血定精凝，障翳沉滑涩损者为不治耳。(《张氏医通·卷八·七窍门上·痘疹余毒证》)

痘疹初发热时，目赤肿者，风热上攻也；四五日间目赤者，火毒盛而上熏也。痘后目赤肿者，余毒郁于心脾也。痘疹出多，至灌浆时，自然眼闭，然干靥之后，又当开眼，若仍闭不开者，此毒气上攻于目，急宜清解余毒，甚则凉膈散加荆芥、牛蒡、蝉蜕。大抵过期不开，即当以舌舔润，去其眵污自开。痘疮害目，不在于初，而在收靥之后，皆由头面痘密，脓血胶固，或破烂而复肿灌，毒火郁蒸，内攻于目；又或痘出太盛，成就迟缓，过服辛热，失于清解；或逼受火气，或衣衾过厚，或客冒风寒，或恣食诸卵，皆能害目。治当活血解毒，得血活其毒即解，切不可概用凉剂，恐冰凝血脉，终成痼疾也；亦不可点香窜之药，谷精散、决明散、密蒙散、神功散、羚羊散等方选用。初见点时有痘丛生目中，急须移痘丹移之，庶无害眼之患。方虽似涎，而功效特奇，不可因其异而忽诸。若三日后根气已定，不可移也。轻者以象牙磨水，点入移之。（《张氏医通·卷十二·婴儿门下·眼目》）

**1. 胎风赤烂证**

【症状】眼中赤烂。

【证机概要】一为血露入眼，洗不干净而赤烂；一为在母腹中时，其母多食壅毒辛热，生后百日而赤烂；一为乳母壮盛，乳头胀满，乳汁洒射儿眼中而赤烂。

【治疗】此证有三：一为血露入眼，洗不干净而赤烂，生莱菔捣汁点之；一为在母腹中时，其母多食壅毒辛热，生后百日而赤烂，犀角地黄汤加黄连，母子俱服；一为乳母壮盛，乳头胀满，乳汁洒射儿眼中而赤烂，黄连汤拭净，一味煅过炉甘石吹点。（《张氏医通·卷八·七窍门上·痘疹余毒证》）

**2. 小儿疳眼证**

【症状】白仁红色，渐生翳膜，遮满黑珠，突起如黑豆如香菇之状。

【证机概要】皆由过食伤脾腹胀，午后发热，至夜方退，日久发稀作泻，泻甚则渴，食积发热既久，则肝胆受伤。

【治疗】决明鸡肝散，或羊肝蘸夜明砂食；或绿矾一两，馒头去馅裹煨，外黑尽，内通红，取出用密陀僧（煅）、夜明砂等份为末，煮枣肉捣丸黍米大，每服二三十丸，量儿大小，空心米汤下。膜用人乳频点自去。

【注意】切宜忌口。若至声哑口干，脚手俱肿，十难救一。（《张氏医通·卷八·七窍门上·痘疹余毒证》）

## 四十、 因风证

【症状】因风者，谓患风人病目也。有日浅而郁未深，为偏㖞歪斜者；有入睥而睥反湿胜赤烂者；有血虚筋弱而振搐者；有不禁而反伤精神，及恣燥嗜热，蕴郁而为内障者；有风盛血滞，结为外障，如胬肉等证者。

【病因病机】风在五行为木，在脏为肝，在窍为目，本乎一气，故患风人，未有目不病者，然必因其故而发。

【治疗】各因其证而伐其本。内外治法不同，大抵风病目者，当去风为先，风不去，目病终无不发之理。（《张氏医通·卷八·七窍门上·因风证》）

## 四十一、 因毒证

【症状】因毒者，谓人生疮疡肿毒累及目病也。

【治疗】若病目在病毒之时，治毒愈而目亦愈。若毒愈而目不愈者，乃邪入至高至深处，难以自退，当浚其本，澄其源。

【注意】因而触激甚者，有瘀滞之变。（《张氏医通·卷八·七窍门上·因毒证》）

## 四十二、 因他证

【症状】因他证而害及目。

【病因病机】所致不同，如伤寒阳证热郁，蒸损瞳神，内证也；热盛血滞，赤痛泪涩者，外证也；阴证脱阳目盲，内证也；服姜、附温热之剂多而火燥赤涩者，外证也；疟疾之热损瞳神，内证也；火滞于血而赤涩，外证也；泻利后昏眇，为谷气乏，气伤不能发生，内证也；山岚瘴气目昏者，邪气蒙蔽正气，外证也；蛊胀中满赤痛者，阴虚难制阳邪，内证也。气证多郁，弱证多昏花，皆内证也；痰证之腻沫，火证之赤涩，皆外证也。

【治疗】当寻其源而治之。（《张氏医通·卷八·七窍门上·因他证》）

## 四十三、 时复证

【症状】目病至其年月如期而发。

【**病因病机**】目病不治，忍待自愈，或失其宜，有犯禁戒，伤其脉络，遂至深入，又不治之，致搏夹不得发散，至其年月如期而发。

【**治疗**】当验其形证丝脉，别何部分，然后治之。（《张氏医通·卷八·七窍门上·时复证》）

## 四十四、 眉棱骨痛

眉棱骨痛，多属阳明风热，有虚实二途。戴复庵云：二证皆属于肝火，虚则地黄丸，实则导痰汤。（《张氏医通·卷五·诸痛门》）

### 1. 虚证

【**症状**】眉棱骨痛，见光明即发。

【**证机概要**】多属阳明风热，因虚而致眉棱骨痛。

【**治疗**】选奇汤加归、芍。（《张氏医通·卷五·诸痛门·眉棱骨痛》）

### 2. 实证

【**症状**】眉棱骨痛，实则眼不可开，昼静夜剧。

【**证机概要**】多属阳明风热，因实而致眉棱骨痛。

【**治疗**】选奇汤加葱、豉。风盛，加葛根；火盛，加石膏。痛久成头风，发则眉棱骨痛者，选奇汤加川芎、白芷、荆芥、柴胡。

【**注意**】大抵此证清火散风不应，即当滋阴，若泛用风药，则火热上升，其痛愈甚矣。（《张氏医通·卷五·诸痛门·眉棱骨痛》）

## 四十五、 眼衄

眼衄属于衄血，积热伤肝，或误药扰动阴血所致。眼衄临床常见，其他当从衄血证治。（《张氏医通·卷五·诸血门·衄血》）

【**症状**】血从目出。

【**病因病机**】乃积热伤肝，或误药扰动阴血所致。

【**治疗**】暴病发热见此，栀子豉汤加犀角、秦皮、丹皮、赤芍。

【**注意**】误药成坏病见之，虽用独参、保元、生料六味，皆不可救。（《张氏医通·卷五·诸血门·衄血》）

## 四十六、 目睛瞤动

目者，肝之窍也，肝胆属风木二经，兼为相火，肝血不足，则风火内生，故目睛为之瞤动。经曰：曲直动摇，风之象也。(《张氏医通·卷十一·婴儿门上·目睛瞤动》)

**1. 肝血不足，风火内生证**

【症状】目睛瞤动。

【证机概要】目者肝之窍也，肝胆属风木二经，兼为相火，肝血不足，则风火内生。

【治疗】宜四物汤滋其血，柴胡、山栀清其肝，阴血内营，则虚风自息，兼用六味丸以滋其源。(《张氏医通·卷十一·婴儿门上·目睛瞤动》)

**2. 血虚不能荣筋脉证**

【症状】若愈后惊悸不寐，或寐中发搐咬牙，目睛瞤动者。

【证机概要】血虚不能荣筋脉也。

【治疗】补中益气倍当归、黄芪。

【注意】凡病气有余，皆属元气不足，况此证兼属肝脾，多为慢惊之渐，尤当审之。(《张氏医通·卷十一·婴儿门上·目睛瞤动》)

## 四十七、 目动咬牙

小儿惊后，目微动咬牙者，此皆病后亡津液，不能荣其筋脉也，亦有肝经虚热生风者，宜审其气血有余不足而治之。(《张氏医通·卷十一·婴儿门上·目动咬牙》)

**1. 气有余证**

【症状】小儿惊后，其日中发热饮冷而目微动咬牙者。

【证机概要】气有余也。

【治疗】泻青丸。 (《张氏医通·卷十一·婴儿门上·目动咬牙》)

**2. 血不足而肝肾有热证**

【症状】小儿惊后，夜间盗汗及睡不宁而目微动咬牙者。

【证机概要】血不足而肝肾有热也。

【治疗】地黄丸。（《张氏医通·卷十一·婴儿门上·目动咬牙》）

**3. 肝经风邪传于脾肾证**

【症状】小儿惊后，目微动咬牙。

【证机概要】或因肝经风邪传于脾肾者。

【治疗】先用柴胡清肝散，次用五味异功散、六味地黄丸。（《张氏医通·卷十一·婴儿门上·目动咬牙》）

**4. 肝胃虚热证**

【症状】小儿惊后，目微动咬牙。

【证机概要】若因肝胃虚热所致。

【治疗】补中益气加芍药、山栀。（《张氏医通·卷十一·婴儿门上·目动咬牙》）

**5. 实热证**

【症状】小儿惊后，目微动咬牙。

【证机概要】实热所致，以牙龈属手足阳明故也。

【治疗】泻黄散。（《张氏医通·卷十一·婴儿门上·目动咬牙》）

## 四十八、 疳眼

疳眼者，眼生白翳，睑闭不开，眵泪如糊，久而脓流，遂至损目。（《张氏医通·卷十一·婴儿门上·目》）

疳眼者，因肝火湿热上冲，脾气有亏不能上升清气，故生白翳，睑闭不开，眵泪如糊，久而脓流，遂至损目，益气聪明汤、决明鸡肝散。目闭不开者，因乳食失节，或过服寒凉之药，使阳气下陷，不能升举，补中益气汤。眼连劄者，肝经风热也，柴胡清肝散。若目劄面青，食少体倦，肝木克脾土也，五味异功散加白芍、柴胡、生姜；实者，去参换赤芍加羌活、蝎梢。（《张氏医通·卷十一·婴儿门上·目》）

**1. 肝火湿热上冲证**

【症状】眼生白翳，睑闭不开，眵泪如糊，久而脓流。

【证机概要】因肝火湿热上冲所致。

【治疗】决明鸡肝散。

【注意】久而脓流，遂至损目。（《张氏医通·卷十一·婴儿门上·目》）

**2. 脾气有亏，不能上升清气证**

【症状】眼生白翳，睫闭不开，眵泪如糊，或伴有乏力、纳差、头晕。

【证机概要】脾气有亏不能上升清气。

【治疗】益气聪明汤。

【注意】久而脓流，遂至损目。（《张氏医通·卷十一·婴儿门上·目》）

# 第三节 目疾医案

**1. 内障失明案**

飞畴治画师吴文玉母。年五十四，失明数年，诸治罔效。余偶见之曰：此内障眼，可以复明。何弃之也？曰：向来力能给药，治而不灵，今纵有仙术可回，力莫支也。予曰：无汝费，但右眼之翳尚嫩，迟半载可拨。遂先与针左眼，针入拨时，其翳下而珠尚不清，卦后因与磁朱丸七日，开封视物模糊，又与皂荚丸服而渐明。其后自执鄙见，谓一眼复明，已出望外，若命犯带疾而全疗之于寿有阻，遂不欲更治右眼，虽是知足，诚亦愚矣。（《张氏医通·卷八·七窍门上》）

**2. 内障失明案**

又治孙捣，年七十，茹素五十余年，内障失明四载，余用金针，先针左眼，进针时外膜有血，针入微有膏出，观者骇然。余于膏血中进针，拨去翳障，次针右眼，出针两眼俱明，遂与封固，用黑豆包系镇眼。因向来肝虚多泪，是夕泪湿豆胀，不敢宽放，致右眼痛而作呕，明晨告予，令稍宽其系，先以乌梅止其呕，用六味丸调服，以补其肝，遂痛止安谷。至七日开封，其右眼因呕而翳复上，侵掩瞳神之半，视物已灼然矣，许其来春复拨，以收十全之功。但针时有神膏漏出，稠而不黏，知寿源无几为惜耳。(《张氏医通·卷八·七窍门上》)

### 3. 圆翳案

治徐天锡，内障十五年，三载前曾有医针之，其翳拨下复上，如是数次，翳不能下，委之不治。乃甥周公来，见余针吴之寰内障，两眼俱一拨而明，因详述其故。予曰：此圆翳也。遂同往与针，其翳拨下，果复滚上，即缩针穿破其翳，有白浆灌满风轮，因谓之曰：过七日其浆自澄，设不澄，当俟结定再针，则翳不复圆也。过七日开封，已能见物，但瞳神之色不清，其视未能了了，令多服补肾药，将三月而视清。(《张氏医通·卷八·七窍门上》)

### 4. 剑脊翳证之内障案

又沈倩若，年二十五，患内障年余，翳状白润而正，能辨三光，许其可疗，临时见其黑珠不定，针下觉软，遂止针不进。曰：风轮动，是肝虚有风；目珠软，是神水不固，辞以不治。病者恻然曰：予得遇龙树，许可复明，今辞不治，则终为长夜之人也。免慰之曰：汝姑服药，俟元气充足，方可用针。后闻一医不辨而与针治，翳韧不能拨下，终属无功。胡似不针之为上也。(《张氏医通·卷八·七窍门上》)

### 5. 绿色内障案

又治楚商马化龙，患内障三月，色含淡绿，白珠红赤而头痛。究其根，是舟中露卧，脑受风邪而成。因其翳色低，不欲与针，复思本风而致，青绿有之，且证未久，犹为可治。遂先与疏风，次与清肝，头痛止、目赤退，然后针之，其翳难落，稍用力始开，内泛黄绿沙于风轮，似属难愈，服补肾养正药两月，翳色变正，再拨而明。(《张氏医通·卷八·七窍门上》)

### 6. 临证变通之内障诸案

又陈彦锡夫人内障、何宇昭内障、李能九内障、陈顺源内障，俱年远一拨即明，但服磁朱消翳药，后之调治各异。彦锡夫人多郁不舒，散结养神为主。宇昭肥白多痰，理脾渗湿养神为主。能九劳心沉默，宣达补血养神为主。顺源善饮性暴，开封时风轮红紫，瞳神散阔，视物反不若针时明了，此火盛燔灼，瞳神散漫，平肝降火敛神为主。凡此不能枚举，总在临证变通，非执成见之可获全功也。(《张氏医通·卷八·七窍门上》)

### 7. 包浆内障案

又治赵妪内障，进针一拨，浆泛风轮全白，两目皆然，服消翳药，一月后能视。此属包浆内障，与圆翳似同而别，并识以晓未经历者。(《张氏医通·卷八·七窍门上》)

### 8. 上盛下虚之目妄见案

他如中翰徐燕及，见日光则昏眯如蒙，见灯火则精彩倍常，此平昔恒劳心肾，上盛下虚所致。盖上盛则五志聚于心包，暗侮其君，如权党在位，蒙蔽九重，下虚则相火失职，不能司明察之令，得灯烛相助其力，是以精彩胜于常时。此与婴儿胎寒夜啼，见火则止之义不殊，未识专事眼科者，能悉此义否？(《张氏医通·卷八·七窍门上》)

# 第三章

# 耳疾

## 第一节　耳疾总论

经云：肾气通于耳，肾和则耳能闻五音矣。狗蒙招尤，目冥耳聋，下虚上实，过在足少阳厥阴，甚则入肝。所谓耳鸣者，阳气万物盛上而跃，故耳鸣也。所谓浮为聋者，皆在气也。(《张氏医通·卷八·七窍门下·耳》)

赵以德曰：耳者肾之窍，足少阴经之所主，然心亦寄窍于耳。在十二经脉中，除足太阳、手厥阴外，其余十经脉络，皆入于耳中。盖肾治内之阴，心治外之阳，合天地之道，精气无不变通，故清净精明之气上走空窍，耳受之而听斯聪矣。(《张氏医通·卷八·七窍门下·耳》)

又有耳触风邪，与气相击，其声嘈嘈，眼如见火，谓之虚鸣。热气乘虚，随脉入耳，聚热不散，脓汁出焉，谓之脓耳。人耳间有津液，轻则不能为害，若风热搏之，津液结硬，成核塞耳，亦令暴聋，谓之耵耳。前是数者，肾脉可推，风则浮而盛，热则洪而实，虚则涩而濡，风为之疏散，热为之疏利，虚为之调养，邪气并退，然后以通脉调气安肾之剂治之。(《张氏医通·卷八·七窍门下·耳》)

耳者心肾之窍，肝肾之经也。心肾主内证精血不足，肝胆主外证风热有余。或聋聩或虚鸣者，禀赋虚也；或胀痛或脓痒者，邪气客也。禀赋不足，地黄丸。肝经风热，柴胡清肝散。若因血燥，栀子清肝散；不应，佐以六味丸。若因肾肝疳热，朝用六味丸，夕用芦荟丸。若因乳母膏粱积热而致者，子母并服加味清胃散。(《张氏医通·卷十一·婴儿门上·耳》)

## 第二节 耳疾各论

### 一、耳聋

《灵枢》云：肾气通于耳，肾和则耳闻五音矣。五脏不和，则七窍不通，故凡一经一络，有虚实之气入于耳中者，皆足以乱主窍之精明，而兼至聋聩。此言暴病者也。若夫久聋者，于肾亦有虚实之异，左肾为阴、主精，右肾为阳、主气，精不足，气有余，则聋为虚，其人瘦而色黑；筋骨健壮，此精气俱有余，固藏闭塞，是聋为实，乃高寿之兆也。此皆禀赋使然，不须治之。（《张氏医通·卷八·七窍门下·耳》）

又有乍聋者，经云：不知调阴阳七损八益之道，早衰之节也，其年五十体重，耳目不聪明矣。此亦无治也。惟暴聋之病，与阴阳隔绝之未甚，经脉欲行而未通，冲击其中，鼓动听户，随其气之微甚而作嘈嘈风雨诸声者，则可随其邪以为治。（《张氏医通·卷八·七窍门下·耳》）

罗谦甫云：夫暴聋者，由肾虚风邪所乘，搏于经络，随其血脉上入耳，正气与邪气相搏，故卒聋也。（《张氏医通·卷八·七窍门下·耳》）

**1. 风虚证**

【**症状**】耳聋。

【**证机概要**】风虚耳聋。

【**治疗**】排风汤、桂辛散。（《张氏医通·卷八·七窍门下·耳》）

**2. 肾脏风虚证**

【**症状**】耳聋。

【**证机概要**】肾脏风虚。

【**治疗**】黄芪丸。兼气虚，去附子加肉桂、人参。（《张氏医通·卷八·七窍门下·耳》）

**3. 肝肾虚火证**

【**症状**】耳聋。

【证机概要】肝肾虚火。

【治疗】姜蝎散。(《张氏医通·卷八·七窍门下·耳》)

### 4. 风热证

【症状】耳聋。

【证机概要】风热所致。

【治疗】犀角饮子。(《张氏医通·卷八·七窍门下·耳》)

### 5. 内气暴搏证

【症状】厥聋,即暴厥而聋。

【证机概要】经云:暴厥而聋,偏闭塞不通,内气暴搏也。

【治疗】复元通气散去白牵牛,加全蝎、石菖蒲、川芎、生姜、葱白,吞养正丹。(《张氏医通·卷八·七窍门下·耳》)

### 6. 肝气逆证

【症状】头痛,耳聋,颊肿。

【证机概要】肝气逆则头痛、耳聋、颊肿。

【治疗】凡治耳聋,皆当调气,四物汤加肉桂吞龙荟丸降火,及复元通气散调气。(《张氏医通·卷八·七窍门下·耳》)

### 7. 湿痰证

【症状】耳聋。

【证机概要】湿痰所致。

【治疗】滚痰丸下之。(《张氏医通·卷八·七窍门下·耳》)

### 8. 精脱肾虚证

【症状】耳聋,面颊黑者。

【证机概要】为精脱肾虚所致。

【治疗】烧肾散。(《张氏医通·卷八·七窍门下·耳》)

### 9. 肝虚证

【症状】耳聋多恐者。

【证机概要】为肝虚。

【治疗】温胆汤下养正丹。外治,用通神散、蓖麻丸。一方,用地龙三枚,盐少许,同入葱管内,化水滴耳中,三五日效;一法,用磁石豆大一块,鲮鲤甲三片,烧存性,绵裹塞耳中,口衔生铁少许,

觉耳中如风雨声即愈。(《张氏医通·卷八·七窍门下·耳》)

## 二、耳鸣

经云:耳者,宗脉之所聚也。故胃中空则宗脉虚,虚则下溜,脉有所竭,故耳鸣。又云:液脱者,脑髓消,筋酸,耳数鸣。凡此皆耳鸣之属虚者也。经云:太阳所谓耳鸣者,阳气万物,盛上而跃,故耳鸣也。又云:厥阴之脉,耳鸣头眩。又云:少阳所至为耳鸣,治以凉寒,凡此皆耳鸣之属实者也。(《张氏医通·卷八·七窍门下·耳鸣》)

王汝明曰:耳鸣如蝉,或左或右,或时闭塞,世人多作肾虚治不效,殊不知此是痰火上升,郁于耳中而鸣,郁甚则闭塞矣。若平昔饮酒厚味,上焦素有痰火,清痰降火为主。大抵此证先因痰火在上,又感恼怒而得,怒则气上,少阳之火客于耳也。若肾虚而鸣者,其鸣不甚,其人多欲,当见虚劳等证。(《张氏医通·卷八·七窍门下·耳鸣》)

### 1. 肾气逆上证

【症状】耳鸣。

【证机概要】高年肾气逆上。

【治疗】喻嘉言曰:凡治高年肾气逆上而耳鸣,当以磁石为主,以其重能达下,但性主下吸,不能制肝木之上吸,更以地黄、龟胶群阴之药辅之,五味子、山萸之酸以收之,令阴气自旺于本宫,不上触于阳窍,由是空旷无碍,岂更艰于远听哉!(《张氏医通·卷八·七窍门下·耳鸣》)

### 2. 饮酒过度证

【症状】耳鸣。

【证机概要】饮酒过度而耳鸣。

【治疗】丹溪取通圣散治饮酒过度而耳鸣,亦无确见,惟滚痰丸一方,少壮用之多效,以黄芩、大黄、沉香之苦最能下气,礞石之重坠,大约与磁石相仿也。(《张氏医通·卷八·七窍门下·耳鸣》)

### 3. 血虚有火证

【症状】耳鸣。

【证机概要】血虚有火。

【治疗】四物加山栀、柴胡。(《张氏医通·卷八·七窍门下·耳鸣》)

### 4. 中气虚弱证

【症状】耳鸣。

【证机概要】中气虚弱。

【治疗】补中益气加山栀、丹皮。(《张氏医通·卷八·七窍门下·耳鸣》)

### 5. 肝胆气实证

【症状】耳鸣。

【证机概要】因怒便聋，而或耳鸣，属肝胆气实。

【治疗】小柴胡加川芎、当归、山栀。(《张氏医通·卷八·七窍门下·耳鸣》)

### 6. 阳气实热证

【症状】耳鸣，午前甚者。

【证机概要】阳气实热。

【治疗】小柴胡加黄连、山栀。(《张氏医通·卷八·七窍门下·耳鸣》)

### 7. 阴血虚证

【症状】耳鸣，午后甚者。

【证机概要】阴血虚。

【治疗】四物加白术、茯苓。(《张氏医通·卷八·七窍门下·耳鸣》)

### 8. 肾虚火动证

【症状】耳鸣，耳中哄哄然。

【证机概要】肾虚火动，无阴也。

【治疗】加减八味丸。(《张氏医通·卷八·七窍门下·耳鸣》)

### 9. 肾虚证

【症状】耳鸣，耳中潮声蝉声，无休止时，妨害听闻。

【证机概要】肾虚。

【治疗】坠气补肾，正元散下黑锡丹，间进安肾丸。（《张氏医通·卷八·七窍门下·耳鸣》）

**10. 肾脏虚风证**

【症状】耳鸣，夜间睡着如擂战鼓，四肢掣痛，耳内觉有风吹奇痒。

【证机概要】肾脏虚风。

【治疗】黄芪丸、四生散选用。（《张氏医通·卷八·七窍门下·耳鸣》）

## 三、 耳肿痛

**1. 少阳相火证**

【症状】耳肿痛。

【证机概要】属少阳相火。

【治疗】犀角饮子加脑、麝为丸。经云：少阳之胜耳痛，治以辛寒是也。耳内痛生疮，用鼠粘子、连翘、当归、白芍、黄芩、黄连、甘草、桔梗、生地、桃仁、黄芪、柴胡、草龙胆之类。（《张氏医通·卷八·七窍门下·耳肿痛》）

**2. 耳湿肿痛证**

【症状】耳肿痛而湿。

【治疗】用凉膈散加羌活、防风、荆芥，外用龙骨、黄丹等份，枯矾减半，加麝香少许吹入，或龙骨、黄丹、干胭脂为末亦佳，或用五倍子烧灰，同枯矾吹之。（《张氏医通·卷八·七窍门下·耳肿痛》）

## 四、 耳疹

耳疹属少阳三焦，或足厥阴肝经血虚风热，或怒动肝火而致。（《张氏医通·卷八·七窍门下·耳疹》）

**1. 三焦厥阴风热证**

【症状】耳发热焮痛或作痒，挖伤成疮者。

【证机概要】属三焦厥阴风热。

【治疗】用柴胡清肝散、栀子清肝散之类。

**【注意】**慎不可专治其外，复伤气血也。(《张氏医通·卷八·七窍门下·耳疹》)

**2. 肾虚风热证**

**【症状】**耳作痒而痛，挖伤成疮者。

**【证机概要】**肾虚风热作痒。

**【治疗】**六味丸加白蒺藜。(《张氏医通·卷八·七窍门下·耳疹》)

### 五、 耳中痒

**【症状】**耳中痒。

**【病因病机】**肾家有风。

**【治疗】**四生散，每作时服二三剂即瘥。(《张氏医通·卷八·七窍门下·耳中痒》)

### 六、 耳脓

热气乘虚，随脉入耳，聚热不散，脓汁出焉，谓之脓耳。(《张氏医通·卷八·七窍门下·耳》)

**1. 湿热证**

**【症状】**耳流脓。

**【证机概要】**湿热聚于耳中也。

**【治疗】**复元通气散如前加减，外以五倍子、全蝎、枯矾为末，入麝香少许吹入。或橘皮烧灰存性，入麝香少许，先以绵拭耳内，脓净吹之。(《张氏医通·卷八·七窍门下·耳脓》)

**2. 积热上攻证**

**【症状】**耳中出脓水不瘥。

**【证机概要】**壮盛之人，积热上攻。

**【治疗】**凉膈散泻之。(《张氏医通·卷八·七窍门下·耳脓》)

### 七、 耳中耵聍

**【症状】**耳中耵聍，耳鸣耳聋，内有污血。

**【治疗】**外用莱菔子捣汁，研麝香少许滴入，余法与耳聋相参治之。(《张氏医通·卷八·七窍门下·耳中耵聍》)

## 八、耳衄

耳中出血为耳衄。(《张氏医通·卷五·衄血·耳衄》)

**1. 肝火证**

【症状】耳中出血，两关弦数。

【证机概要】饮酒多怒人属肝火。

【治疗】柴胡清肝散。(《张氏医通·卷五·衄血·耳衄》)

**2. 阴虚证**

【症状】耳中出血，尺脉弱或躁。

【证机概要】属阴虚。

【治疗】生料六味丸加五味子，更以龙骨烧灰，吹入即止。

(《张氏医通·卷五·衄血·耳衄》)

# 第三节 耳疾医案

### 肝火血虚之耳脓案

治一妇因怒发，每经行，两耳出脓，两太阳作痛，以手按之痛稍止，怒则胸胁乳房胀痛，或寒热往来，小便频数，或小腹胀闷，皆属肝火血虚，加味逍遥散十剂，诸证悉退，以补中益气加五味子而痊。(《张氏医通·卷八·七窍门下》)

# 第一节　鼻疾总论

经曰：肺开窍于鼻，肺气通于鼻，肺和则鼻能知臭香矣。五气入鼻，藏于心肺，心肺有病，而鼻为之不利也。西方白色，入通于肺，开窍于鼻，藏精于肺。肺主臭，在脏为肺，在窍为鼻。阳明之脉，挟鼻络目。胆移热于脑，则辛頞鼻渊。（《张氏医通·卷八·七窍门下·鼻》）

经云：其宗气走于鼻而为臭。夫宗气者，胃中生发之气也，因饥饱劳役损其脾胃，则营运之气不能上升，邪塞孔窍，故鼻不利而不闻香臭也，丽泽通气汤。时值寒月，必须发散，或加麻黄、细辛之类于升麻汤内。春夏可用葱白、白芷之属，佐以枯芩、苏叶，多加桔梗为舟楫，庶或成功。已经发散，未得全开，脉洪有力，口干鼻燥者，君以辛凉清之，酒黄芩、栀子、薄荷之属，仍佐荆芥、防风、升麻、白芷，不可骤用寒凉也。（《张氏医通·卷八·七窍门下·鼻》）

丹溪云：鼻为肺窍，肺家有病，而鼻为之不利也，有寒有热，暴起为寒，久郁成热。寒伤皮毛，气不得利而壅塞；热壅清道，气不宣通。先以葱白、白芷、香豉、羌活、防风、紫苏、细辛、辛夷之属表散，后以酒炒黄芩、黄连、姜汁炒黑山栀、生甘草、石膏、薄荷、川椒之属清火自愈。（《张氏医通·卷八·七窍门下·鼻》）

近世以辛夷仁治鼻塞不闻香臭，无问新久寒热，一概用之，殊不知肺胃阳气虚衰，不能上透于脑，致浊阴之气上干清阳之位而窒塞者，固宜辛夷之辛温香窜以通达之。若湿热上蒸，蕴酿为火而窒塞者，非山栀仁之轻浮清燥不能开发也。至于风寒暴窒，重则丽泽通气，轻则葱白、香豉、细辛、羌活、薄荷、荆芥之属，随寒热轻重而施，可不审权度而混治哉。(《张氏医通·卷八·七窍门下·鼻》)

王汝言曰：鼻塞不闻香臭，或遇冬月多塞，或略感风寒便塞，不时举发者，世俗皆以为肺寒，而用解表通利辛温之药不效，殊不知此是肺经素有火邪，火郁甚，故遇寒便塞，遇感便发也，治当清肺降火为主，而佐以通利之剂；若如常鼻塞不闻香臭者，再审其平素，只作肺热治之，清金泻火消痰，或丸药噙化，或末药轻调，缓服久服，无不效也。若其平素原无鼻塞旧证，一时偶感风寒而致窒塞声重，或流清涕者，作风寒治。(《张氏医通·卷八·七窍门下·鼻》)

薛立斋云：前证若因饥饱劳役所伤，脾胃生发之气不能上升，邪害孔窍，故不利而不闻香臭，宜养脾胃，使阳气上行，则鼻通矣，补中益气加辛夷、山栀。(《张氏医通·卷八·七窍门下·鼻》)

## 第二节 鼻疾各论

### 一、鼻齆

【症状】鼻不闻香臭，遂成齆。

【病因病机】肺气注于鼻，上荣头面，若风寒客于头脑，则气不通，久而郁热，搏于津液，浓涕结聚，则鼻不闻香臭，遂成齆。

【治疗】内服芎䓖散；外用《千金》搐鼻法，或瓜蒂、黄连、赤小豆为散，入龙脑少许，吹鼻中，水出郁火即通；不应，非火也，乃湿也，瓜蒂、藜芦、皂荚为散，入麝香、龙脑少许，吹鼻中去水以散其湿。(《张氏医通·卷八·七窍门下·鼻齆》)

### 二、鼻鼽

【症状】鼻出清涕。

【病因病机】风寒伤皮毛，则腠理郁闭。

【治疗】宜疏风清肺，香苏散加川芎、蜀椒、细辛、辣桂、诃子；不应，非风也，乃寒也，辛夷散去木通、防风、升麻、藁本，加桂枝、附子、蔓荆子、诃子、白术。如血与涕俱出，谓之衄鼽，宜和营降火，当归内补建中汤加香豉、童便最捷，后以六味合生脉调之。鼻塞脑冷清涕出，《千金》通草辛夷搐鼻法。衄鼻鼻中息肉不得息，用矾石藜芦散吹之。（《张氏医通·卷八·七窍门下·鼻衄》）

## 三、鼻渊

**【症状】** 鼻出浊涕，即今之脑漏是也。

**【病因病机】** 经云：胆移热于脑，则辛頞鼻渊，传为衄蔑瞑目，要皆阳明伏火所致。

**【治疗】** 宜风药散之，辛夷散加苍耳、薄荷，夏月，加黄芩、石膏；不应，非火也，膈上有浊痰、湿热也，双解散加辛夷。鼻渊鼻衄，当分寒热，若涕浓而臭者为渊，属热，清凉之药散之；若涕清而不臭者为衄，属虚寒，辛温之剂调之。鼻中时时流臭黄水，甚者脑亦时痛，俗名控脑砂，用丝瓜藤近根三五尺许，烧存性，为细末，酒调服即愈。鼻渊脑漏，用生附子为末，煨葱涎，和如泥，夜间涂涌泉穴。一方，以老少年阴干，有嘴壶内烧烟，以壶嘴向鼻熏之，左漏熏右，右漏熏左。一方，以石首鱼脑煅过，和生白矾、龙脑、麝香搐之。一法，用白鳌头一枚，炙燥为末，放火在有嘴壶内，盖好，以嘴向鼻，吸烟熏之，分七日熏，烧完即愈。（《张氏医通·卷八·七窍门下·鼻渊》）

## 四、鼻息肉

**【症状】** 鼻内长息肉。息肉与鼻痔大同小异，痛极而不下垂者为息肉；鼻痔则有物下垂而不痛。

**【病因病机】** 上焦积热郁久而生，此厚味拥热，蒸于肺门，如雨霁之地，突生芝菌也。

**【治疗】** 有诸中而形诸外，必内服清火利膈药，宜凉膈散加减，须断酒厚味。韩氏云：富贵人鼻中肉赘，臭不可近，痛不可摇，束手待毙者，但以白矾末，加阿魏、龙脑、麝香少许，吹其上，顷之，化水而消，内服胜湿泻肺之药。此厚味拥热，蒸于肺门，如雨霁之地，突生芝菌也。息肉与鼻痔大同小异，痛极而不下垂者为息肉，此血热胜也，阿魏为血积之向导，白矾为涤垢之专药，兼龙脑、麝香以开结利窍也。鼻痔则有物下垂而不痛，乃湿热胜也。胃中有食积热痰流注，内服胆南星、半夏、苍术、酒洗黄芩、黄连、神曲、辛夷、细辛、白芷、甘草，消痰积之药，外用胆矾、枯矾、辛夷仁、细辛、杏仁为散，入龙脑、麝香少许，雄黑狗胆，或猪脂和研，绵裹内鼻中，频换自消。(《张氏医通·卷八·七窍门下·鼻息肉》)

### 五、 鼻疮

【症状】鼻中长疮。

【治疗】内服甘露饮加犀角、胡连、柴胡，虚加人参。外用黄柏、苦参、槟榔为末，猪脂调敷，或青黛、槐花、杏仁、轻粉、枯矾研敷。鼻中生疮，用雄黄、白矾、瓜蒂、细辛为散搐鼻。若鼻中窒塞不通，用苦丁香、母丁香、赤小豆为散，吹鼻中，皆外治良法也。(《张氏医通·卷八·七窍门下·鼻疮》)

### 六、 鼻疳蚀

【症状】鼻内长疳蚀。

【治疗】内用椿根、葱白、豆豉、川椒，以清泔水三升，和醋一杯煎成，入盐少许服，有恶物下即效。外用草乌（烧灰）、麝香等份，研极细，以少许敷疮上。(《张氏医通·卷八·七窍门下·鼻疳蚀》)

### 七、 鼻干无涕

【症状】鼻干无涕。

【治疗】宜犀角、黄芪、木通、杏仁、麦冬、炙甘草、升麻、葛根、桑皮、石膏、朱砂；积热，加牙硝、大黄。(《张氏医通·卷八·七窍门下·鼻干无涕》)

### 八、 鼻痛

**1. 风火郁于上证**

【症状】鼻痛。

【证机概要】风火郁于上则痛。

【治疗】初宜升麻、葛根、葱白、白芷散之。(《张氏医通·卷八·七窍门下·鼻痛》)

**2. 气道壅塞证**

【症状】鼻痛。

【证机概要】有气道壅塞而痛。

【治疗】宜川芎、葛根、甘草、桔梗、山栀、薄荷、生姜、大枣、葱白。(《张氏医通·卷八·七窍门下·鼻痛》)

**3. 湿热瘀滞证**

【症状】鼻痛,痛久服药不应,时痛剧,时向安,或兼两颧紫赤。

【证机概要】此为湿热瘀滞。

【治疗】宜犀角、玄参、连翘、山栀、丹皮、赤芍、生甘草之类。(《张氏医通·卷八·七窍门下·鼻痛》)

**4. 肺受风证**

【症状】面枯色,颊时赤,皮肤干燥,鼻塞干痛。

【证机概要】肺受风,面枯色,颊时赤,皮肤干燥,鼻塞干痛,此为虚风。

【治疗】白鲜皮、麦冬、茯苓、杏仁、桑白皮、白芷、细辛、石膏煎服。(《张氏医通·卷八·七窍门下·鼻痛》)

## 九、 鼻赤

【症状】鼻赤,俗名酒渣鼻。

【病因病机】乃血热入鼻也,多饮酒人,邪热熏蒸肺窍,伏留不散,故见于鼻,或肺素有风热,虽不饮酒,其鼻亦赤也。

【治疗】宜用枇杷叶拭去毛,生煎浓汤,候冷调消风散,食后临卧服。或服泻青丸,或同姜汁炒黑山栀、杏仁泥等份,蜜丸服之。并用白盐时时擦之。外治,以生白矾、硫黄、玄明粉等份为散,入麝香少许擦之;或用硫黄、轻粉、杏仁为散,临卧时以津唾调涂鼻上,或用硫黄入大菜头内,煨碾涂之,或用生矾研末,每洗面时，置掌中滴酒擦患处，数日即白；或用硫黄一两，轻粉、白矾各五分，为末，用烧酒一碗，入酒壶，将药盛绢囊中，悬空壶内，热汤浸壶，慢火炖一二时，取出放冷，日用烧酒涂，夜用沉底药末敷。(《张氏医通·卷八·七窍门下·鼻赤》)

## 十、 鼻紫黑

【症状】鼻色紫黑。

【病因病机】诸阳皆聚于头，则面为阳中之阳，鼻居面之中央，而阳明起于颏中，为至清至精之分。多酒之人，酒气熏蒸，面鼻得酒，血为极热，热血得冷，为阴所搏，结滞不行，故先紫后黑。

【治疗】当用山栀仁（姜汁浸，炒黑）二两，入干姜（炮黑）二钱，连翘仁一两，为末，蜜丸，临卧灯心汤服二钱半，以清肺家血中之热也。(《张氏医通·卷八·七窍门下·鼻紫黑》)

## 十一、 鼻衄

衄者，火邪炽盛，血随火载，上行而溢于鼻，麻疹初起，是为顺候，其热得以开泄，不治自已；若衄之不止，或失血者，犀角地黄汤加荆芥穗。正没及没之后，衄仍不止者，四物汤加白茅根、麦冬以滋降之。(《张氏医通·卷十二·婴儿门下·例治四十则·衄》)

### 1. 大衄

【症状】大衄血者，口鼻俱出也。

【证机概要】此积劳伤脾所致。

【治疗】补中益气倍黄芪、当归；不应，归脾汤加童便、藕节。(《张氏医通·卷五·衄血·大衄》)

### 2. 小儿鼻衄

【症状】小儿鼻衄。

【证机概要】多因惊仆气散，血无所羁而随气上脱。

【治疗】先用小乌沉汤，次用止衄散，或异功散加柴胡、山栀；久不愈，用麦冬、黄芪、当归、生地、人参、五味子煎服。

【注意】若衄久血脱，但出淡红水，或带黄黑色者难已。(《张氏医通·卷十一·婴儿门上·鼻衄》)

## 十二、 鼻塞

【症状】鼻塞。

【病因病机】曹氏云：鼻乃肺之窍，皮毛腠理，乃肺所主。因风邪客于肺，而鼻塞不利者。

【治疗】内服消风散，外用葱白七茎，入腻粉少许，擂摊帛上，掌中护温贴囟门。(《张氏医通·卷十一·婴儿门上·鼻塞》)

# 第三节 鼻疾医案

### 1. 阴火上乘之鼻衄案

石顽治朱圣卿，鼻衄如崩，三日不止，较之向来所发之势最剧，服犀角、地黄、芩、连、知、柏、石膏、山栀之属转盛，第四日邀余诊之。脉弦急如循刀刃，此阴火上乘，载血于上，得寒凉之药，转伤胃中清阳之气，所以脉变弦紧。与生料六味加五味子作汤，另用肉桂末三钱，飞罗面糊，分三丸，用煎药调下。甫入喉，其血顿止，少顷，口鼻去血块数枚而愈，自此数年之患，绝不再发。(《张氏医通·卷五·衄血》)

### 2. 过饮致鼻衄案

一膏粱过饮致鼻衄，医曰：诸见血为热，以清凉饮子投之即止。越数日其疾复作，又曰：药不胜病故也。遂投黄连解毒汤，或止或作。易数医，皆用苦寒之剂，向后饮食起居，渐不及初，肌寒而躁，言语无声，口气秽臭，其衄之余波未绝。或曰：诸见血为热，热而寒，正理也，今不愈而反害之，何耶？盖医惟知见血为热，而以苦寒攻之，不知苦寒专泻脾土，脾土为人之本，火病而泻其土，火未除而土已病，病则胃虚，虚则营气不能滋荣百脉，元气不循天度，气随阴化，故声不扬而肌寒也，惟当甘温大补脾土，斯可向安矣。(《张氏医通·卷五·衄血》)

### 3. 火郁之鼻渊案

江应宿治一人，鼻塞气不通利，浊涕稠黏，屡药不效，已经三年。其脉两寸浮数。曰：此火郁也。患者曰：向作脑寒主治，子何悬绝？经云：诸气膹郁，皆属于肺。越人云：肺热甚则出涕，乃热郁滞气壅塞不通也。投以升阳散火汤，数剂而病如失。(《张氏医通·卷八·七窍门下》)

### 4. 火盛迫血之大衄案

滑伯仁治一妇，体肥气盛，因无子，常服暖子宫药，积久火盛迫血，上行为衄，衄必升余，医者犹以为上实下虚，用丹剂镇坠之。经云：上者下之。今血气俱盛，溢而上行，法当下导，奈何实实耶？即与桃核承气三四下，瘀积既去，继服既济汤二十余剂而愈。(《张氏医通·卷五·衄血》)

# 口疾

## 第一节　口疾总论

口者，脾之所主，胃与大肠脉之所挟。经云：脾气通于口，脾和则口能知五味矣。此脾之主于口也。又云：胃足阳明之脉，挟口，下交承浆。又云：大肠手阳明之脉，挟口交人中。此胃与大肠之脉挟于口也。脾热则口甘，肝热则口酸，心热则口苦，肺热则口辛，肾热则口咸，胃热则口淡。（《张氏医通·卷八·七窍门下·口》）

## 第二节　口疾各论

### 一、口甘

经云：有病口甘者，此五脏之溢也，名曰脾瘅。治之以兰，除陈气也，兰香饮子。（《张氏医通·卷八·七窍门下·口》）

**1. 痰火证**

【症状】口甘，兼嘈杂，脉弦滑。

【证机概要】属痰火，此指实火而言。

【治疗】滚痰丸。（《张氏医通·卷八·七窍门下·口》）

**2. 土中湿热，脾津上乘证**

【症状】平人口甘欲渴，或小便亦甜而浊。

【证机概要】俱属土中湿热，脾津上乘。

【治疗】服三黄汤加兰叶、白芍、生地。燥渴甚者，为肾虚，日服加减八味丸，可保无虞。中消，脾液上乘口甘者，兰香饮子。

【注意】久之必发痈疽，须断厚味气恼。（《张氏医通·卷八·七窍门下·口》）

### 3. 脾胃虚热证

【症状】口甘。

【证机概要】老人虚人，脾胃虚热不能收敛津液而口甘者。

【治疗】当滋补脾气，补中益气去升麻、柴胡，加兰香、煨葛根。（《张氏医通·卷八·七窍门下·口》）

## 二、口苦

【症状】口苦。

【病因病机】经云：有病口苦，名曰胆瘅。夫胆者，中精之府，五腑取决于胆，咽为之使，此人数谋虑不决，故胆虚气上溢而口为之苦也。

【治疗】龙胆泻肝汤，或小柴胡加麦冬、酸枣仁；不应，本方加川黄连、龙胆草。（《张氏医通·卷八·七窍门下·口》）

## 三、口酸

【症状】口酸。

【病因病机】肝胆实热也。

【治疗】左金丸加神曲、草龙胆。（《张氏医通·卷八·七窍门下·口》）

## 四、口辛

【症状】口辛。

【病因病机】肺气上溢也。

【治疗】生脉散加桑白皮、地骨皮、黄芩。（《张氏医通·卷八·七窍门下·口》）

## 五、口咸

【症状】口咸。

【病因病机】肾液上乘也。

【治疗】六味地黄丸加五味子、乌贼骨。（《张氏医通·卷八·

七窍门下·口》)

## 六、 口淡

### 1. 胃实热证

【症状】口淡。

【证机概要】胃实热所致口淡。

【治疗】甘露饮加广藿香。(《张氏医通·卷八·七窍门下·口》)

### 2. 胃虚热证

【症状】病后胃虚口淡。

【证机概要】胃虚热所致口淡。

【治疗】病后胃虚口淡，六君子加黄芪、当归。(《张氏医通·卷八·七窍门下·口》)

## 七、 口涩

【症状】口涩。

【病因病机】肝邪逆于肺，气虚火旺也。

【治疗】黄芩、葛根、防风、薄荷、瓜蒌、茯苓。(《张氏医通·卷八·七窍门下·口》)

## 八、 口疮

经云：膀胱遗热于小肠，膈肠不便，上为口糜。盖小肠者，心之府也，此举邪热之一端耳。心属君火，主五脏六腑之火，故诸经之热，皆应于心。心脉布舌上，脾脉布舌下，二经之火为病，皆当用寒凉施治，但有涎者，兼取其涎。又好饮酒人，多有此证，易老用五苓散、导赤散，相和治之。(《张氏医通·卷八·七窍门下·口》)

### 1. 元藏虚冷证

【症状】足冷、口疮。

【证机概要】元藏虚冷，上攻头热。

【治疗】用附子理中汤、连理汤，并用当归、附子蜜煎含咽，有用生附子末涂脚心者，若此之类，皆是治龙火之法。阴邪上迫，心肺之阳不得下降，故用温热主治，或散于上，或散于下，随其攸

利。(《张氏医通·卷八·七窍门下·口》)

**2. 胃中有热证**

【症状】口疮，脉洪大而实者。

【证机概要】胃中有热。

【治疗】服凉膈散、金花丸，并用黄柏一味蜜炙含之。

【注意】忌犯酒醋，犯之难愈。(《张氏医通·卷八·七窍门下·口》)

**3. 虚火泛上证**

【症状】口疮，舌上光滑而无皮。

【证机概要】服凉药不愈者，此酒色过度，劳役不睡，舌上光滑而无皮，或因忧思损伤中气，虚火泛上无制。

【治疗】必用理中汤，甚者加附子，并用蜜煎附子嚼之。口疮以甘草半寸，白矾钱许，含化咽津。口疮久不愈，以五倍子末掺之。或煎汤漱，或煎汤泡白矾漱，盖酸能收敛也。口疮甚者，含焰硝、硼砂，勿开口，并用南星末、醋调贴足心涌泉穴以引热下行。又方，五倍子一两，蜜炙黄柏、滑石各半两，铜绿三钱，麝香少许，为末掺之。舌疮口破疼痛，以巴豆半枚，生研，和米饮一豆大，杵和，贴印堂对额间，约半刻许，觉红就去，不可疱起，小儿减半，随即痊愈。(《张氏医通·卷八·七窍门下·口》)

**4. 下虚上盛证**

【症状】口舌生疮。

【证机概要】下虚上盛，致口舌生疮。

【治疗】戴复庵云：下虚上盛，致口舌生疮，宜用镇坠之药，以苏子降气汤，或盐汤下养正丹。(《张氏医通·卷八·七窍门下·口》)

## 九、 口臭

**1. 胃中客热证**

【症状】口糜臭不可近。

【证机概要】年高水弱，奉养太过，厚味及服食补阳药，致胃中客热。

【治疗】甘露饮加犀角、茵陈，及浓煎香薷汁含之，徐徐咽下。（《张氏医通·卷八·七窍门下·口》）

**2. 中焦邪郁生热证**

【症状】口中如胶而臭。

【证机概要】年高水弱，奉养太过，厚味及服食补阳药，致中焦邪郁生热。

【治疗】知母、地骨皮、桑白皮、山栀、麦冬、甘草、食盐，煎汤噙下。壮盛之人，凉膈散甚佳。（《张氏医通·卷八·七窍门下》）

**3. 痰壅气浊证**

【症状】口臭。

【证机概要】痰壅气浊。

【治疗】宜盐汤探吐之。（《张氏医通·卷八·七窍门下》）

### 十、 噤风

【症状】小儿初生噤风者，眼闭口噤，啼声不出，舌上如粟，口吐白沫。

【病因病机】胎中受热，毒流心脾，生下复为风邪所搏。

【注意】小儿初生噤风致眼闭口噤，啼声不出，舌上如粟，口吐白沫，七日内见者，百无一生。（《张氏医通·卷十一·婴儿门上·噤风》）

### 十一、 撮口

【症状】撮口，面目黄赤，气息喘急，声不出，舌强唇青，口撮腹胀。

【病因病机】因胎热，兼风，自脐而入心脾。

【治疗】急于囟门灸七壮。

【注意】灸之不哭，吊肠吐沫者不救。（《张氏医通·卷十一·婴儿门上·撮口》）

### 十二、 偏风口噤

小儿偏风者，少阳厥阴肝胆二经证也；口噤者，由风木太甚而乘于脾，则筋燥而急，然燥令主于收敛劲切，或左或右，其因一也。若足阳明胃经气虚，风邪所乘，其筋脉偏急者属内因；若脾肺虚弱，腠理不密，外邪所乘，或吐泻后，内亡津液，不能养肝，致口眼㖞斜，皆属肝血不足，内火生风，宜滋肾水、养肝血、壮脾土。（《张氏医通·卷十一·婴儿门上·偏风口噤》）

**1. 脾胃虚而动风证**

【症状】偏风口噤。

【证机概要】若足阳明胃经气虚，风邪所乘，其筋脉偏急者属内因。

【治疗】脾胃虚而动风者，异功散加柴胡、钩藤钩。（《张氏医通·卷十一·婴儿门上·偏风口噤》）

**2. 肝肺虚而外邪所乘证**

【症状】偏风口噤。

【证机概要】若脾肺虚弱，腠理不密，外邪所乘，或吐泻后，内亡津液，不能养肝，致口眼㖞斜，皆属肝血不足，内火生风。

【治疗】宜滋肾水、养肝血、壮脾土，钩藤饮。若兼目紧上视，寒热往来，小便淋沥，面青胁胀，皆肝经本病也；或唇口歪斜，腹痛少食，目胞浮肿，面色青黄，肢体倦怠，皆肝木乘脾证也。

【注意】当审五脏相胜而主之，设执其见证，概投风药，反成坏证矣。（《张氏医通·卷十一·婴儿门上·偏风口噤》）

# 第三节 口疾医案

### 口臭案

子和治一男子，二十余岁，病口中气出，臭如登厕。夫肺金本主腥，金为火所乘，火主臭，应使如是也。久则成腐，腐者肾也。此亢极反兼水化也，病在上，宜涌之，以瓜蒂散涌而去其七分，夜以神祐丸、浚川散下五七行，比旦而臭断，但药性狞悍，不宜轻用。（《张氏医通·卷八·七窍门下》）

# 第六章

# 齿疾

## 第一节　齿疾总论

齿统属足少阴肾经，分上下龈，上龈属足阳明胃经，下龈属手阳明大肠经。男子八岁肾气实，发长齿更，三八真牙生，五八齿槁，八八则齿发去。女子以七为数。盖肾主骨，齿乃骨之余，髓之所养，故随天癸之盛衰也。（《张氏医通·卷八·七窍门下·齿》）

东垣云：齿者肾之标，口者脾之窍，诸经多有会于口者，下龈乃手阳明大肠脉之所过，恶热饮而喜寒，上龈乃足阳明胃脉之所贯，喜热饮而恶寒。（《张氏医通·卷八·七窍门下·齿》）

## 第二节　齿疾各论

### 一、牙齿痛

东垣云：牙者肾之标，实则坚牢，虚则浮动，热则祖动，作痛不已。其痛不一，有恶热而作痛者，有恶寒而作痛者，有恶寒又恶热而作痛者，有牙齿动摇而作痛者，有齿祖而作痛者，有齿龈为疳所蚀缺少血出而作痛者，有齿龈肿起而作痛者，有脾胃中有风邪，但觉风而作痛者，有胃中气少，不耐于寒，祖露其齿作而痛者，有为虫蚀色变而作痛者，有牙齿疼痛而臭秽之气不可近者。痛既各异，岂可一药而尽之哉。（《张氏医通·卷八·七窍门下·齿》）

薛立斋云：牙痛用清凉药更甚者，从治之，荜茇、川椒、薄荷、细辛、龙脑、青盐，为末擦之。得热而痛，得凉则止者，小承气汤加甘草、川连。（《张氏医通·卷八·七窍门下·齿》）

牙疳肿腐作痛，人中白、青黛、冰片、玄明粉为散掺之。小儿好食糖霜生疳，治之不愈者，以石蜜不时嚼之，糖因煎炼而助湿热，石蜜不经火熬，其性本寒，故能化疳，专取同气之相感也。(《张氏医通·卷八·七窍门下·齿》)

**1. 湿热证**

【症状】牙痛，甚或上下牙痛不可忍，牵引入脑，或喜寒恶热，脉洪数有力者。

【证机概要】湿热甚而痛者。

【治疗】薛立斋云：湿热甚而痛者，承气汤下之；上下牙痛不可忍，牵引入脑，或喜寒恶热，脉洪数有力者，凉膈散倍酒蒸大黄泻之。(《张氏医通·卷八·七窍门下·齿》)

**2. 大肠热证**

【症状】齿龈肿痛。

【证机概要】大肠热所致。

【治疗】清胃散。(《张氏医通·卷八·七窍门下·齿》)

**3. 火郁证**

【症状】牙痛。

【证机概要】火郁而痛者。

【治疗】越鞠丸解之。(《张氏医通·卷八·七窍门下·齿》)

**4. 肾经虚证**

【症状】牙痛。

【证机概要】肾经虚而痛者。

【治疗】六味丸加骨碎补。(《张氏医通·卷八·七窍门下·齿》)

**5. 肾经虚寒证**

【症状】牙痛。

【证机概要】肾经虚寒而病者。

【治疗】八味丸加细辛。(《张氏医通·卷八·七窍门下·齿》)

**6. 风热证**

【症状】牙痛。

【证机概要】属风热者。

【治疗】羌活、独活、荆芥、防风、川芎、细辛、薄荷、生地之类，水煎漱咽；不愈，茵陈散。（《张氏医通·卷八·七窍门下·齿》）

**7. 热壅上攻**

【症状】牙龈痛，或龈缝有红肉胬出。

【证机概要】风毒及热壅上攻所致。

【治疗】消风散，临卧半漱半服。（《张氏医通·卷八·七窍门下·齿》）

**8. 风寒入脑证**

【症状】牙痛。

【证机概要】风寒入脑者。

【治疗】羌活附子汤。（《张氏医通·卷八·七窍门下·齿》）

**9. 脾胃虚热证**

【症状】凡齿痛，遇劳即发，或午后甚者。

【证机概要】皆脾胃虚热。

【治疗】补中益气下六味丸。（《张氏医通·卷八·七窍门下·齿》）

**10. 胃经风热证**

【症状】齿龈肿痛，焮赤腮颊。

【证机概要】此胃经风热。

【治疗】犀角升麻汤。（《张氏医通·卷八·七窍门下·齿》）

**11. 胃经湿热证**

【症状】若善饮者，齿痛，腮颊焮肿。

【证机概要】此胃经湿热。

【治疗】清胃散加葛根。固服补胃热药，致上下牙疼痛不可忍，牵引头脑，满面发热大痛，乃手阳明经中热甚而作，其齿喜冷恶热，清胃散加兰香；寒热皆痛，当归龙胆散；上边痛，倍升麻，下边痛，倍白芷。（《张氏医通·卷八·七窍门下·齿》）

**12. 胃中实热证**

【症状】口臭不可近，牙根疳蚀血出。

【证机概要】恣食肥甘美酒所致。

【治疗】清胃散加茵陈、香薷，少佐白豆蔻，先以熟大黄泻一二次，使胃中湿热去，而齿自安矣。（《张氏医通·卷八·七窍门下·齿》）

**13. 肾虚证**

【症状】牙浮而痛，甚则憎寒壮热，如欲脱之状。

【证机概要】肾虚所致。

【治疗】下安肾丸、还少丹，间进黑锡丹。（《张氏医通·卷八·七窍门下·齿》）

**14. 肾经火邪盛证**

【症状】有房劳恼怒，牙即动摇长出。

【证机概要】有房劳恼怒，牙即动摇长出，服补肾清胃药俱不效者，此肾经火邪盛也。

【治疗】宜酒黄柏三钱，青盐、升麻各一钱，且漱且咽以摄之，或生地黄两许，骨碎补三钱，同细辛一分，秦椒七粒（酒水浸捣），略煎入青盐少许，如上且漱且咽，服之良。（《张氏医通·卷八·七窍门下·齿》）

### 二、 龋蛀

【症状】龋蛀。

【病因病机】龋蛀数年不愈，当作阳明蓄血治。

【治疗】桃核承气为细末，炼蜜丸如桐子大服之，好饮者多此，屡服有效。《局方》引涎止痛方，川椒、露蜂房（微炙），等份为末，水煎入盐少许，乘热频漱，冷即吐出。或用蟾酥、银朱掺和为丸，如莱菔子大，每用一丸搽患处，便不疼。至三丸，吐浓涎数口即愈。又用不蛀皂角一荚，去皮子，于皂子处安巴豆一粒，盐泥固济，烧灰研细末，用剜耳子抄少许，填入蛀孔内，白芷、细辛煎漱，或温米醋，漱出虫自愈。或用食盐之滴卤漱二三次，以摄其虚阳，其痛即止。

【注意】用食盐之滴卤漱二三次，以摄其虚阳，其痛即止，但可暂用，以其能损齿也。（《张氏医通·卷八·七窍门下·齿》）

### 三、牙齿动摇

【症状】牙齿动摇。

【治疗】还少丹常服，或六味丸加骨碎补。阴虚内热者，甘露饮，外用五倍子散、乌金散、长春牢牙散。齿间肉壅，口不能开，水浆难入，以牙硝煎汤漱之。一法，用皂白二矾汤漱之；一法，用五倍子煎汤漱之；一法，以热醋漱之。（《张氏医通·卷八·七窍门下·齿》）

### 四、骨槽风

【症状】骨槽风，生于耳前腮颊，痛引筋骨，寒热如疟，牙关紧闭，不能进食，不待腐溃而齿便脱落。

【病因病机】此风毒窜入骨槽所致。

【治疗】初则坚硬难消，急宜艾灸其外，针刺齿龈以泄其毒，用冰片、硼砂、玄明粉，为散吹搽，内服降火化痰消肿之剂。久则疮口难合，非人参、黄芪、当归、白芍补托，兼肉桂、麦冬、五味子之类，不能破结敛肌。其治法，《外科正宗》颇详，疡医宜参究之。

【注意】若腐肿不消，虚热不退，形焦体削者不治。（《张氏医通·卷八·七窍门下·齿》）

### 五、齿衄

血从齿缝中或齿龈中出者，曰齿衄，又谓牙宣。有风壅，有肾虚，有胃火。（《张氏医通·卷五·衄血·齿衄》）

**1. 风壅证**

【症状】齿衄，或齿龈微肿，或牵引作痛。

【证机概要】风壅所致。

【治疗】消风散加犀角、连翘。外擦青盐、藁本末。（《张氏医通·卷五·衄血·齿衄》）

**2. 肾虚证**

【症状】齿衄，口不臭，齿浮动，齿缝中点滴而出，若隐隐作痛者。

【证机概要】肾虚者，口不臭，齿浮动，齿缝中点滴而出。若隐隐作痛者，虚风袭入肾经，肾主骨，齿乃骨之余也。

【治疗】宜盐汤下小安肾丸；不痛，肾虚而有火也。六味丸加骨碎补，外用青盐炒香附末擦之。(《张氏医通·卷五·衄血·齿衄》)

### 3. 胃热证

【症状】牙疼而龈间出血如涌，齿不动摇，或口臭不可近。

【证机概要】胃热者，牙疼而龈间出血如涌，齿不动摇，其人必好饮，或多啖炙爆所致，口臭不可近。

【治疗】宜清胃散，甚者服调胃承气汤。(《张氏医通·卷五·衄血·齿衄》)

## 第一节　唇疾总论

唇属足太阴阳明脾胃，又属手少阴太阴。心脉挟口，统属冲任二脉。上唇挟口，属足阳明；下唇挟口，属手阳明。(《张氏医通·卷八·七窍门下·唇》)

痘出始终以唇舌红润为吉，若唇口肿胀，紫黑干裂，或有痘先黄，或唇色㿠白，或有白疱，或肿烂流脓者，皆毒火乘脾，极为危候，当先升解以化其毒，次补益以培其本，庶可无虞。若痘出稠密，唇口疮相粘干黑者，死证也。(《张氏医通·卷十二·婴儿门下·唇舌》)

若臭烂延及牙龈，腮颊肿破，而成走马崩砂，牙宣息露，狐惑等证，皆不易治，即用化䘌丸、马鸣散，亦难取效。若初见舌白唇紫，即知实热，急投凉膈散及马鸣散吹之，庶可急夺其势；若见痰喘作渴者，不治。若气虚火盛，津液不能上行而舌干口燥者，补益为主。若毒火盛而舌干口燥者，解利为主。若舌上燥黑芒刺者，此热毒内蕴，急用硝、黄下之，或可十救一二。又舒舌者脾之热，弄舌者心之热，有因唇燥而舒舌者，亦脾之热也。若痘稠密浆清，唇口摇动，昏沉寒颤者，不治；唇口瞤动，目眶内陷，足常动摇者，不治。若下唇有白屑如芝麻，或翻转如葵花，或有紫疱出血，及唇燥裂而见面色枯槁，烦渴不止，及腰足痛者，皆不可治。(《张氏医通·卷十二·婴儿门下·唇舌》)

# 第二节 唇疾各论

## 一、茧唇

唇燥则干，热则裂，风则𥆧，寒则揭。若唇肿起白皮，皱裂如蚕茧者，名曰茧唇。(《张氏医通·卷八·七窍门下·唇》)

有唇肿如茧如瘤者，或因七情火动伤血，或因心火传脾，或因厚味积热伤脾，大要审本证，察兼证，清胃气，生脾津，或兼滋肾，则燥自润，火自降，风自息，肿自消。若患者忽略，治者不察，妄用消热清毒之药，或用药线结去，反为翻花败证矣。(《张氏医通·卷八·七窍门下·唇》)

唇燥多属脾胃之热。唇淡而燥者，其热轻；唇赤而燥者，其热深；唇紫黑而燥者，热剧而重也，随轻重以清润之。(《张氏医通·卷十二·婴儿门下·例治四十则·唇燥》)

### 1. 肾虚唇茧证

【症状】唇茧，时出血水，内热口干，吐痰体瘦。

【证机概要】肾虚所致。

【治疗】六味丸去山茱萸加麦冬；不应，用加减八味丸。(《张氏医通·卷八·七窍门下·唇》)

### 2. 肝经怒火、风热传脾证

【症状】唇肿裂，或患茧唇。

【证机概要】肝经怒火，风热传脾所致。

【治疗】柴胡清肝散。(《张氏医通·卷八·七窍门下·唇》)

### 3. 胃火血燥证

【症状】唇裂为茧，或牙龈溃烂作痛。

【证机概要】胃火血燥所致。

【治疗】清胃散。(《张氏医通·卷八·七窍门下·唇》)

### 4. 风客于脾经证

【症状】唇燥裂无色。

【证机概要】风客于脾经所致。

【治疗】犀角升麻汤去白附子，加枳壳、石斛。妇人郁怒，肝脾受伤，多有此证。逍遥、归脾、小柴胡选用。（《张氏医通·卷八·七窍门下·唇》）

## 二、 唇燥

【症状】唇燥口干，生疮年久不愈。

【治疗】外用橄榄烧灰研末，猪脂调涂。治唇紧裂生疮，青皮烧灰敷之。

【注意】唇者，肉之分也。唇反者，肉先死；唇青者，为筋死。（《张氏医通·卷八·七窍门下·唇》）

## 三、 唇青

石顽曰：唇青有二，一为热伏厥阴，一为寒犯少阴。（《张氏医通·卷八·七窍门下·唇》）

### 1. 热伏厥阴证

【症状】唇与爪甲俱青而烦渴引饮者。

【证机概要】热伏厥阴。

【治疗】竹叶石膏汤。（《张氏医通·卷八·七窍门下·唇》）

### 2. 寒犯少阴证

【症状】若唇青厥冷而畏寒，振振欲擗地者。

【证机概要】寒犯少阴。

【治疗】真武汤。（《张氏医通·卷八·七窍门下·唇》）

## 四、 唇淡

【症状】唇淡。

【病因病机】石顽曰：唇淡为脱血。

【治疗】宜十全大补辈。（《张氏医通·卷八·七窍门下·唇》）

## 五、 唇赤中带黄色

【症状】唇赤中带黄色。

【病因病机】石顽曰：唇赤中带黄色，为脾热。

【治疗】黄芩芍药汤。(《张氏医通·卷八·七窍门下·唇》)

## 六、 唇赤而肿厚

【症状】唇赤而肿厚,漯漯然者。

【病因病机】石顽曰:唇赤而肿厚,漯漯然者,虽曰心火亢盛,实脾胃中有湿热。

【治疗】当从清胃散加减治之。 (《张氏医通·卷八·七窍门下·唇》)

## 七、 唇口蠕动

唇为脾之华,阳明之脉,环唇而交人中,是以脾胃虚者,多有此证,不独病后而已。夫脾主涎,脾虚则不能收摄,多兼流涎,或误认为痰而用祛逐之药,则津液益枯,不能滋养筋脉,遂致四肢抽搐,病势愈甚。(《张氏医通·卷十一·婴儿门上·唇口蠕动》)

### 1. 脾胃虚弱证

【症状】唇口蠕动。

【证机概要】脾胃虚弱所致。

【治疗】治法与慢脾风相同,当大补脾胃,六君子汤加升麻、柴胡。

【注意】切禁青皮、龙胆草伐肝之药。(《张氏医通·卷十一·婴儿门上·唇口蠕动》)

### 2. 脾胃有伤证

【症状】唇口蠕动,兼四肢微搐,或潮热往来,或泄泻呕吐,面色痿黄。

【证机概要】皆脾胃有伤也。

【治疗】六君子汤加黄芪、当归、白芍。(《张氏医通·卷十一·婴儿门上·唇口蠕动》)

### 3. 脾气下陷而肝木侮之之证

【症状】唇口蠕动,疲乏无力,头晕,脉弦。

【证机概要】脾气下陷而肝木侮之。

【**治疗**】补中益气以升其阳，加茯苓、半夏、白芍药制肝补脾。

【**注意**】切不可用疏风治惊之药。（《张氏医通·卷十一·婴儿门上·唇口蠕动》）

# 第八章

# 舌疾

## 第一节　舌疾总论

心之本脉，系于舌根，脾之络脉，系于舌傍，肝脉络于舌本，少阴脉系舌本。(《张氏医通·卷八·七窍门下·舌》)

张三锡曰：心开窍于舌，心火盛则舌干或破，脉洪实有力者，黄连泻心汤加减。(《张氏医通·卷八·七窍门下·舌》)

劳神不睡，口舌破者，自当安神养心，作心虚治。(《张氏医通·卷八·七窍门下·舌》)

舌上有窍，出血不止，炒槐花末掺之。病热极者，多舌出血，有病愈而血不止者，煅人中白，和冰片，掺舌即止。(《张氏医通·卷八·七窍门下·舌》)

舌者心之苗，麻疹本火候，心属于火，故舌多有苔。白为肺热，黄为胃热，但当清解疏利，更参外证而为施治。纯黑为心绝，黑而湿者，热淫血分；黑而燥者，热淫气分，皆为危候，并宜白虎汤，加生地黄、黑参；燥者，加麦冬、竹叶。黑色渐退者吉，不退者死。(《张氏医通·卷十二·婴儿门下·例治四十则·舌苔》)

## 第二节　舌疾各论

### 一、舌疮

**1. 虚火上炎证**

【症状】舌疮破不愈，四肢倦怠，右脉虚大。

【证机概要】属劳役过度，虚火上炎为患。

【治疗】补中益气汤。(《张氏医通·卷八·七窍门下·舌》)

**2. 心火炎盛证**

【症状】口舌唇疼有疮。

【证机概要】心火炎盛。

【治疗】凉膈散。(《张氏医通·卷八·七窍门下·舌》)

**3. 风热证**

【症状】舌疮，口中干燥，舌裂生疮。

【证机概要】风热所致舌疮。

【治疗】甘露饮。(《张氏医通·卷八·七窍门下·舌》)

**4. 积热内盛，上焦痰实证**

【症状】舌疮，舌胀肿。

【证机概要】酒客膏粱，积热内盛，上焦痰实。

【治疗】凉膈散泻之。

【注意】须脉实有力，气壮乃可。(《张氏医通·卷八·七窍门下·舌》)

## 二、 舌强硬

【症状】舌强硬如猪胝。

【治疗】以针刺舌两边大脉，血出即消。

【注意】勿刺中央，令人血不止，此病人多不识，失治则死。(《张氏医通·卷八·七窍门下·舌》)

## 三、 舌胀

上焦痰热壅遏，势挟相火，则病速而危，毒气结于舌下，复生一小舌，名子舌胀。但胀大而强无小舌者，名木舌胀。(《张氏医通·卷八·七窍门下·舌》)

舌暴胀大出外，蓖麻子油，蘸作捻，烧烟熏之即消。(《张氏医通·卷八·七窍门下·舌》)

**1. 七情所郁证**

【症状】舌胀满不得息。

【证机概要】七情所郁所致。

【治疗】宜舒郁清上焦，外用川乌、南星、干姜末，贴手足心。（《张氏医通·卷八·七窍门下·舌》）

**2. 痰火证**

【症状】木舌胀。

【证机概要】大都痰火为患。

【治疗】缓者用辛凉利气化痰药，重者砭去其血即平。（《张氏医通·卷八·七窍门下·舌》）

**3. 风寒伤于心脾证**

【症状】憎寒壮热，齿浮舌肿痛。

【证机概要】风寒伤于心脾。

【治疗】金沸草散漱口，吞一半，吐一半。经验方：治舌胀大，塞口不能饮食，用真蒲黄一味，频刷舌上，甚则加干姜末从治之；若能服药，即以川连一味，煎浓汁呷之，以泻心；甚者，加干姜从治。（《张氏医通·卷八·七窍门下·舌》）

## 四、 木舌重舌

【症状】木舌重舌，舌裂而疮。

【病因病机】心热。

【治疗】宜三黄丸，及生蒲黄掺之。（《张氏医通·卷八·七窍门下·舌》）

## 五、 舌出不收

【症状】舌出不收。

【病因病机】心经热甚，及伤寒热毒攻心，与伤寒后不调摄，往往有之。

【治疗】宜珍珠末、冰片、火煅人中白敷之；舌暴肿出口，用巴豆霜，以纸卷纳鼻中，舌自收。此取辛烈开窍散火，引毒流散之意，与小儿口疮贴囟同法。（《张氏医通·卷八·七窍门下·舌》）

## 六、 舌上稠黑胎垢

【症状】平人舌上稠黑胎垢，拭之不净，经久不退，且口甜气秽。

【病因病机】此是胃脘发痈之候，与伤寒暴病，腑邪内实迥异。

【治疗】急宜凉膈散下之。（《张氏医通·卷八·七窍门下·舌》）

## 七、舌衄

【症状】舌衄，舌上忽出血如线。

【治疗】先用蒲黄煎汤漱之，次用槐花炒研掺之，黄芪六一汤合生脉散服之。热壅舌上出血如泉，用文蛤一味为散掺之。虚热舌胀大，出血不止，生干姜末、蒲黄末掺之。（《张氏医通·卷五·衄血·舌衄》）

## 八、吐弄舌

脾脏虚热，令舌络牵紧，时时微露而即收者，名弄舌，多属心脾亏损。（《张氏医通·卷十一·婴儿门上·弄舌》）

舌舒长而良久不收者，名吐舌，乃心脾积热。（《张氏医通·卷十一·婴儿门上·弄舌》）

**1. 心脾亏损证**

【症状】弄舌。

【证机概要】心脾亏损。

【治疗】温脾散。（《张氏医通·卷十一·婴儿门上·弄舌》）

**2. 心脾有热证**

【症状】弄舌。

【证机概要】心脾有热。

【治疗】人参安胃散。（《张氏医通·卷十一·婴儿门上·弄舌》）

**3. 胃经实热证**

【症状】吐舌，或兼口舌生疮，作渴饮冷。

【证机概要】胃经实热。

【治疗】用泻黄散。（《张氏医通·卷十一·婴儿门上·弄舌》）

**4. 脾胃虚而津液少证**

【症状】饮水，吐舌，兼面黄肌瘦，五心烦热者，疳瘦也。

【证机概要】若饮水者，脾胃虚而津液少也。

【治疗】胡黄连丸。

【注意】大病未已而弄舌者凶。（《张氏医通·卷十一·婴儿门上·弄舌》）

# 第九章

# 咽喉疾病

## 第一节 咽喉疾病总论

经云：咽喉者，水谷之道也。喉咙者，气之所以上下者也。会厌者，音声之户也。悬雍者，音声之关也。咽与喉，会厌与舌，此四者同在一门，而其用各异。喉以纳气，故喉气通于天。咽以纳食，故咽气通于地。会厌管于其上，以司开阖，掩其厌则食下，不掩其喉必错，以舌抵上腭，则会厌能闭其喉矣。四者交相为用，缺一则饮食废而死矣。（《张氏医通·卷八·七窍门下·咽喉》）

痘出最要咽喉清利，若毒火上熏，咽喉先受，以致肿塞窄狭，呼吸不能，饮食不入，疼痛哑呛等证，如圣饮、甘露饮、射干鼠粘子汤选用。血热咽痛者，紫草消毒饮最当。若咽痛发热，手指初捻似热，捻久则冷者，此脾气虚也，钱氏异功散。若咽痛发热，作渴引饮，手足并热者，脾气热也，泻黄散。若大便溏泄，饮食不进者，白术散，慎勿用凉药，致损脾胃，而变吐泻痒塌也。若咽痛足热，小便赤涩而频数，此三阴虚，无根之火循经上至咽喉也，生料六味加麦冬、五味子。（《张氏医通·卷十二·婴儿门下·咽喉》）

## 第二节 咽喉疾病各论

### 一、乳蛾

【症状】乳蛾，肿于喉两傍者为双蛾，肿于一边者为单蛾。

【治疗】用鹅翎蘸米醋搅喉中，去尽痰涎，后以鹅翎探吐之，令着实一咯，咯破喉中紫血即溃，或玉枢丹磨服；毒甚不散者，上以小刀刺出紫血即愈，古法有刺少商穴甚好。乳蛾红肿不消，杜牛膝根研烂，用乳点纳鼻。

**【注意】**刀针刺血，急则用之，然但肿不痛者，切不宜用。盖有形而无痛者，阳之类也，当峻补其阴。若刺之，反伤阴血必死。乳蛾，用硼砂、白梅，应手获效，然性最辛烈，虽假酸收，终是以火济火，每令不时举发，人皆未省其故也。(《张氏医通·卷八·七窍门下·咽喉》)

## 二、缠喉

缠喉风证，先两日头目眩晕，胸膈紧塞，气息短促，蓦然咽喉肿痛，手足厥冷，气闭不通，饮食不下，痰毒壅盛为缠喉风，其证最急。又有两块结于喉傍，甚则大如鸡卵，气塞不通，痰鸣不止者，为锁喉风，其证更剧。慎勿砭破，急用土牛膝，选粗者两许，勿经水，勿犯铁，折断捣汁，和米醋半盏，鸡翅毛蘸搅喉中。(《张氏医通·卷八·七窍门下·咽喉》)

如牙关紧闭者，蘸搅两腮自开，开后喉中频搅以通其气。若喉两傍有块者，涎出自消，后以人中白煅过，入冰片少许吹喉中，日吹一次，不过三四日愈。或硼砂丹涌去顽痰；或荔枝草捣汁，和醋含漱；或天名精捣自然汁，鹅翎扫入去痰；或用马鞭草捣汁灌漱。(《张氏医通·卷八·七窍门下·咽喉》)

倘肿塞不得下者，灌鼻取吐，以夺其势，然不若土牛膝汁最捷。若两块凑合，喉中痰鸣，悬雍上缩不见，气塞不通，神丹不可救矣。用土牛膝醋搅后，以拇指捺其脊上七节两傍，知疼痛者易已。甚者以膝垫其当背，以手抄两胁下，向上扳两缺盆，令胸前凸起，则气伸而得上泄。若出涎后，涕泪稠黏者，风热也；无涕泪者，风寒也。胸中有结块者，宿食也。随证治之。(《张氏医通·卷八·七窍门下·咽喉》)

### 1. 跌仆饮食停滞证

**【症状】**先两日头目眩晕，胸膈紧塞，气息短促，蓦然咽喉肿痛，手足厥冷，气闭不通，饮食不下。

【证机概要】此证虽系时毒邪气，多有因跌仆饮食停滞而起者。

【治疗】宜用荆芥、防风、甘草、桔梗、连翘、牛蒡子、薄荷、黑参、山楂解其毒。盖山楂能消食散血，破结块中火，与消风散中厚朴同意。

【注意】锁喉风证，有用牙皂煎汤涌吐顽痰，每至皮毛脱落，大伤胃气，甚至激动其痰，锁住不能吐出，顷刻立毙者。（《张氏医通·卷八·七窍门下·咽喉》）

**2. 毒攻胸胁证**

【症状】喉疼忽愈，胸胁痛不可忍，气促身热，不能卧者。

【证机概要】毒攻胸胁。

【治疗】牛蒡子、贝母、醋炒升麻、黄药子、干浮萍、黑参、生甘草，蜜丸嚼化。七日以后，毒深喘甚，手足指甲紫者，难治。吹药用紫口蛤蜊七枚，橄榄核七枚，文火煅过，研细，入枯矾一钱，以大青鱼脑一枚，置钟内晒干，再加胆汁，三胆为度，加冰片吹之。

【注意】然须戒茶百日，后无复发之虞。（《张氏医通·卷八·七窍门下·咽喉》）

### 三、 喉痹

凡经言喉痹者，谓喉中呼吸不通，言语不出，而天地闭塞也。云咽塞，云嗌痛者，谓咽喉不能纳唾与食，而地气闭塞也。云喉痹咽嗌痛者，谓咽喉俱病，天地之气并闭塞也。咽喉二窍，同出一脘，异途施化。喉在前主出，咽在后主吞。喉系坚空，连接肺本，为气息之路，主出而不纳；咽系柔空，下接胃本，为饮食之路，主纳而不出。当食言语，则水谷乘气送入喉脘，遂呛而咳矣。（《张氏医通·卷八·七窍门下·咽喉》）

一切喉痹肿痛及重舌、木舌等证，乌龙膏。急者惟针刺血，最为上策。（《张氏医通·卷八·七窍门下·咽喉》）

喉痹传染是疫疠，荆防败毒散，随证加减。（《张氏医通·卷八·七窍门下·咽喉》）

喉痹者，热毒陷于厥阴也。伤寒而至喉痹，邪气深也。盖厥阴为阴中之阳，最易发热，龙火每挟毒邪涎饮，痹着于少阴之经，以阴从阴，故阴中火发，必发于喉，火性上炎故也。(《伤寒绪论·卷下·喉痹》)

凡厥逆发热，热多寒少，或发痈脓，或唾脓血，或咽痛喉痹者，皆热邪有余之候。虽伤寒与温病，热病，天行大头，及杂证湿痰、郁火等骤发之喉痹，种种不同，而与阴火亢害则一，其治法皆可默悟也。(《伤寒绪论·卷下·喉痹》)

**1. 上焦邪郁生热证**

【症状】咽喉肿痛，作渴饮冷，大便秘结，六脉俱实。

【证机概要】上焦邪郁生热。

【治疗】凉膈散下之。(《张氏医通·卷八·七窍门下·咽喉》)

**2. 暴寒折热证**

【症状】喉痹脉浮，恶寒发热。

【证机概要】多是暴寒折热，表邪势盛。

【治疗】惟当轻扬开发其表以泄火毒，急砭患处，并刺少商出血，最为要诀。

【注意】非但寒凉药食能凝闭毒邪，即硼砂、白矾、白梅等酸收之品，及胆矾点喉，俱不可犯。(《张氏医通·卷八·七窍门下·咽喉》)

**3. 肾水亏损证**

【症状】口渴舌干，咽肿上气，咽干及痛，其证内热，口干面赤，痰涎涌上，尺脉必数而无力。

【证机概要】经云：足少阴所生病者，口渴舌干，咽肿上气，咽干及痛。其证内热，口干面赤，痰涎涌上，尺脉必数而无力，盖缘肾水亏损，相火无制而然。

【治疗】须用六味丸加麦冬、五味，大剂作汤服之。(《张氏医通·卷八·七窍门下·咽喉》)

**4. 元阳亏损证**

【症状】咽肿上气。

【证机概要】色欲过度，元阳亏损，无根之火游行无制，客于咽喉。

【治疗】须八味肾气丸，大剂煎成，冰冷与饮，引火归源，庶几可救。（《张氏医通·卷八·七窍门下·咽喉》）

### 5. 阴虚证

【症状】咳嗽，久之喉中痛者，必有肺花疮。

【证机概要】阴虚所致。

【治疗】桔梗汤送都气丸，切勿用冰片吹点。

【注意】难治，证剧，不胜汤药者，日用鸡子生调米饮冲服，稍缓其疼，终亦必亡而已。（《张氏医通·卷八·七窍门下·咽喉》）

### 6. 脾肺有热，虚火上壅证

【症状】咽喉生疮。

【证机概要】脾肺有热，虚火上壅。

【治疗】《本事》利膈汤。

【注意】咽痛服凉药反甚者，宜用姜汁。（《张氏医通·卷八·七窍门下·咽喉》）

### 7. 走马喉风证

【症状】咽部红肿疼痛，头痛发热，或口不开。

【证机概要】热毒所致。

【治疗】先与一味香豉浓煎，加葱涕探吐，后用荆芥、防风、牛蒡子、甘草、桔梗、连翘、薄荷、犀角之类；如口不开者，以牙皂末吹鼻取嚏，方可下药。（《张氏医通·卷八·七窍门下·咽喉》）

### 8. 走马喉痹证

【症状】咽喉肿痛迅速，连及项颊，汤水难咽，呼吸不利，壮热烦闷，口臭便秘，脉洪大。

【证机概要】时气所致。

【治疗】时气咽肿，普济消毒饮去黄芩、黄连苦寒之味，热服以散表为先。

【注意】有用巴豆绵裹塞鼻，每至燃发其毒，不可不慎。（《张氏医通·卷八·七窍门下·咽喉》）

**9. 痰火客于上焦证**

【症状】咽中如有炙脔，或如梗状。

【证机概要】痰火客于上焦。

【治疗】半夏厚朴汤，即四七汤。（《张氏医通·卷八·七窍门下·咽喉》）

**10. 悬雍肿痛证**

【症状】悬雍肿痛，不可饮食。

【证机概要】热毒所致。

【治疗】黑参、升麻、大黄、射干、甘草煎服。（《张氏医通·卷八·七窍门下·咽喉》）

**11. 鼻中生红丝如发证**

【症状】咽痛，诸药不效者，此非咽痛，乃鼻中生红丝如发，悬黑疱如樱珠，垂挂咽门，致饮食不入。

【证机概要】热毒所致。

【治疗】杜牛膝根洗净，入好醋三五滴，同研汁，就鼻孔滴入，丝断珠破即安。悬雍痛不下食，即会厌垂长。而悬雍塞，妨碍饮食者，烧盐箸蘸点之。（《张氏医通·卷八·七窍门下·咽喉》）

## 四、失音

经云：邪入于阴则喑，人卒然无音者，寒气客于厌，则厌不能发，发不能下，至其开阖不致，故无音。（《张氏医通·卷四·诸气门下·喑》）

失音大都不越于肺，然须以暴病得之，为邪郁气逆；久病得之，为津枯血槁。（《张氏医通·卷四·诸气门下·喑》）

更有舌喑不能言者，亦当分别新久。新病舌喑不能言，必是风痰为患，类中风例治之。若肥人舌短不能言，或舌根强硬，导痰汤为主。若久病后或大失血后，舌痿不能言，大虚挟寒例治之。要在临证审察病因无误，然中风暴病失音多缘少阴真气久虚而得，更兼遗尿五绝证见，不可治矣。（《张氏医通·卷四·诸气门下·喑》）

舌者，音声之机也。喉者，音声之关也。小儿卒然无音者，乃寒气客于会厌，则厌不能发，发不能下，开阖不致，故无音也。若咽喉声音如故，而舌不能转运言语，则为舌暗，此乃风冷之邪客于脾络，或中舌下廉泉穴所致。若舌本不能转运言语而喉中声嘶者，则为喉暗，此亦风痰阻塞，使气道不通，故声不得发，而喉无音也。大抵此证多有禀赋不足，不能言者；有乳母五志之火遗儿，熏闭清道，不能言者；有惊风中风不能言者。（《张氏医通·卷十一·婴儿门上·失音》）

若遗热与津液耗者，七味白术散；清气不升者，补中益气汤；禀赋不足与虚火伤肺者，地黄丸。若仰首咳嗽，肢体羸瘦，目白睛多，或兼解颅、呵欠、切牙等证，悉属肾虚，非地黄丸加鹿茸、远志不能治也。若吐泻后，或大病后，虽有声而不能言，又能咽物者，非失音，乃胃气不能上升，地黄丸与补中益气汤兼服。（《张氏医通·卷十一·婴儿门上·失音》）

失音者，语而声暗不扬也。虽有寒热之殊，皆属少阴经证，亦有因肺气受伤者。以肺肾本为子母，子伤而母气亦伤，故虽主于肺，而实不外乎肾也。至于不语，则神识昏聩，又当归之于心，亦有因邪郁阳明者。以阳明为心之子，阳明邪实，则经络不能流通，致火热熏灼心肺，所以神昏，即中风、喉暗，舌暗，亦不外乎此也。（《伤寒绪论·卷下·失音不语》）

伤寒暴喑，与虚劳久病声哑不同。盖虚劳吐血失音，不久必死。若肺络受伤而哑者，虽数年不愈，亦不死也。伤寒口噤不语有五，有身热自汗，神昏不语，叉手冒心者，发汗多伤营，心神失养也，当温养药中兼调营气，使发汗表里和自愈。（《伤寒绪论·卷下·失音不语》）

### 1. 寒包热邪证

【症状】暴喑。

【证机概要】盖暴喑总是寒包热邪，或本内热而后受寒，或先外感而食寒物。

【治疗】并宜辛凉和解，稍兼辛温散之，消风散用姜汁调服，

缓缓进之，或只一味生姜汁亦可，冷热嗽后失音尤宜。(《张氏医通·卷四·诸气门下·喑》)

### 2. 气虚挟痰证

【症状】久病失音。

【证机概要】至若久病失音，必是气虚挟痰之故。

【治疗】宜滋肺肾之化源，非生脉散下都气丸不可。凡咽干声槁者，润肺为主，生脉散合异功散；若膈内作痛，破瘀为先，代抵当丸最妥。(《张氏医通·卷四·诸气门下·喑》)

### 3. 火邪遏闭伤肺证

【症状】咽破声嘶而痛。

【证机概要】火邪遏闭伤肺，昔人所谓"金实不鸣，金破亦不鸣"也。

【治疗】古法用清咽宁肺汤，今改用生脉散合六味丸作汤，所谓壮水之主以制阳光也。(《张氏医通·卷四·诸气门下·喑》)

### 4. 痰湿壅滞证

【症状】肥人气道不通而声喑。

【证机概要】肥人痰湿壅滞，气道不通而声喑者。

【治疗】二陈汤导痰开涤之。

【注意】一切滋补皆为禁剂。(《张氏医通·卷四·诸气门下·喑》)

### 5. 寒痰结于咽喉证

【症状】冬月咳嗽，语声不出者，卒然而喑。

【证机概要】若冬月咳嗽，寒痰结于咽喉，语声不出者，此寒气客于会厌，故卒然而喑也。

【治疗】麻杏甘石汤，或《古今录验》续命汤选用。若失音不语，已经发散润肺而不应者，生脉散并童真丸噙化之。(《张氏医通·卷四·诸气门下·喑》)

### 6. 肺胃气燥证

【症状】咳喘气促而胸中满闷，声喑不出者。

【证机概要】肺胃气燥，不能祛散余邪。

【治疗】紫菀散主之。亦有叫骂声嘶而喉破失音者，十全大补汤。(《张氏医通·卷四·诸气门下·喑》)

### 7. 肺气虚寒证

【症状】喘咳声嘶，或先伤热，而寒郁热邪声喑不出者。

【证机概要】若肺气虚寒，为厉风所伤，喘咳声嘶，或先伤热，而寒郁热邪声喑不出者。

【治疗】《千金》酥蜜膏。(《张氏医通·卷四·诸气门下·喑》)

### 8. 热结于肺证

【症状】咽痛起于四五日间，或因咳剧而得，多稠痰结痰而咽喉上腭肿痛，其声虽哑而尚有音破浊，脉大缓而右寸尤甚。

【证机概要】热结于肺。

【治疗】宜用辛凉之剂，如桔梗汤加葱白、香豉、荆芥、薄荷。兼有风寒客邪，更须桂枝、芍药、生姜、大枣、胶饴之类，并以姜蜜制黄柏噙之。

【注意】慎不可骤用敛降之药。(《张氏医通·卷四·诸气门下·喑》)

### 9. 大寒犯肾证

【症状】暴哑声不出，咽痛异常，卒然而起，或欲咳而不能咳，或无痰，或清痰上溢，脉多弦紧，或数疾无伦。

【证机概要】大寒犯肾。

【治疗】麻黄附子细辛汤温之，并以蜜制附子噙之。

【注意】慎不可轻用寒凉之剂。二证寒热天渊，不可不辨也。(《张氏医通·卷四·诸气门下·喑》)

### 10. 毒火上熏于肺证

【症状】痘疹而窍塞声哑者。

【证机概要】痘疹，若毒火上熏于肺，肺受火郁而窍塞声哑者。

【治疗】导赤散加桔梗、牛蒡子。(《张氏医通·卷十二·婴儿门下·失音》)

### 11. 心脾实热证

【症状】痘疹，声哑而烦热焮痛，呻吟作渴，欲饮冷水，大便不通。

【证机概要】心脾实热。

【治疗】急与清凉解毒。夏月盛暑之时，稍与冷水救之。

【注意】凡痘疮黑陷干枯，咳嗽失音，吐泻烦渴，发热肢冷，昏睡少食，痰多气促，寒颤咬牙，黑陷燥痒者，皆为不治，惟猛进温养之剂，间有得生者。（《张氏医通·卷十二·婴儿门下·失音》）

### 12. 寒客少阴证

【症状】咽痛失音，背恶寒，脉沉者。

【证机概要】寒客少阴。

【治疗】附子汤。若发热脉沉，麻黄附子细辛汤。（《伤寒绪论·卷下·失音不语》）

### 13. 热伤少阴证

【症状】咽痛声不出者，或语方难出者。

【证机概要】有风热挟饮上攻，而咽痛声不出者；有风温误汗灼热，语方难出者。二证皆不出乎热伤少阴之经也。伤寒误用辛热发散太过，而肺燥失音者。

【治疗】六味丸加麦冬、五味子。误用苦寒敛肺，声暗贪水欲衄者，文蛤散（即麻黄杏仁甘草石膏汤加文蛤、生姜、大枣）。（《伤寒绪论·卷下·失音不语》）

### 14. 阳明腑实证

【症状】喑哑不语。

【证机概要】阳明腑实，胃气不能上通而不语。

【治疗】调胃承气汤下之。（《伤寒绪论·卷下·失音不语》）

### 15. 热毒郁发证

【症状】喑哑不能言。

【证机概要】热病喑哑不能言者，此热毒郁发，表里上下不通也。

【治疗】当与白虎凉膈等热服汗之。

【注意】得汗即苏，无汗则死。经言：热病喑哑不能言，三四日不得汗者死是也。(《伤寒绪论·卷下·失音不语》)

## 五、 咽喉干痛

咽痛非有大热则为大寒，治之一误，死生立判。如太阳病误下误汗，亡阳漏风，及热传阳明，热传少阳，热传少阴，寒中少阴，种种不同，不可概以为热盛也。(《伤寒绪论·卷下·咽喉干痛》)

夫咽者，胃之门，热邪传入阳明，则咽但干而不痛。若热毒势盛，亦有烦渴引饮而痛者，但须以表热里实，分经腑而汗下之。(《伤寒绪论·卷下·咽喉干痛》)

有表邪传少阴经而咽痛者，以其经上循喉咙故也。其脉必数而有力，其证必躁渴引饮，便溺闭涩短赤，急当下夺以泄其热也。(《伤寒绪论·卷下·咽喉干痛》)

### 1. 阳明咽痛证

【症状】阳明病头眩，能食而咳必咽痛。

【证机概要】阳明咽痛。

【治疗】茯苓桂枝白术甘草汤。若六七日不大便，热蒸头痛，面热咽痛者，调胃承气汤。(《伤寒绪论·卷下·咽喉干痛》)

### 2. 少阳咽干证

【症状】口燥咽干，胁痛，脉弦。

【证机概要】若脉弦胁痛，而见口燥咽干，则属少阳也。

【治疗】小柴胡汤。(《伤寒绪论·卷下·咽喉干痛》)

### 3. 余热未清，气津两伤证

【症状】虚烦，口燥咽干，脉虚数。

【证机概要】有汗下后，余热未清，气津两伤。

【治疗】有汗下后虚烦口燥咽干，竹叶石膏汤。冬月小柴胡去半夏加天花粉。(《伤寒绪论·卷下·咽喉干痛》)

### 4. 太阳病误下咽痛证

【症状】咽痛，脉浮紧。

【证机概要】有太阳病下之，咽干，若脉浮紧者，此邪热仍在膈上也。

【治疗】小建中汤加桔梗。(《伤寒绪论·卷下·咽喉干痛》)

### 5. 阳虚而阴气上乘证

【症状】大汗不止，咽痛，脉沉紧。

【证机概要】大汗不止，亡阳漏风而咽痛，脉反沉紧者，此阳虚而阴气上乘也。

【治疗】桂枝加附子汤、白术附子汤选用。(《伤寒绪论·卷下·咽喉干痛》)

### 6. 少阴咽痛证

【症状】咽痛四逆，协利下重。

【证机概要】少阴咽痛。

【治疗】四逆散。(《伤寒绪论·卷下·咽喉干痛》)

### 7. 阳明里热证

【症状】口燥咽干而渴，腹胀不大便，或下利纯清臭水者。

【证机概要】由伤寒之邪内传阳明之腑，入里化热。

【治疗】急下之，大承气汤。(《伤寒绪论·卷下·咽喉干痛》)

### 8. 风热挟饮上攻少阴证

【症状】咳而咽痛。

【证机概要】风热挟饮上攻少阴。

【治疗】半夏散及汤；阴邪上结，咽疮声不出者，苦酒汤。(《伤寒绪论·卷下·咽喉干痛》)

### 9. 真寒假热证

【症状】下利清谷，里寒外热，脉微欲绝，喉痛而赤者。

【证机概要】少阴病，下利清谷，里寒外热，脉微欲绝，喉痛而赤者。

【治疗】通脉四逆汤加葱白、桔梗。(《伤寒绪论·卷下·咽喉干痛》)

### 10. 疫毒发于少阴证

【症状】暴病暴死，发即咽痛腹满者。

【证机概要】此疫毒发于少阴也。

【治疗】一味金汁灌之。(《伤寒绪论·卷下·咽喉干痛》)

**11. 肾水本虚挟涎饮证**

【症状】一发即咽喉肿痛闭塞。

【证机概要】若肾水本虚而龙火势盛，必挟涎饮于上。

【治疗】急当砭破出血，涌泄痰涎，后以六味丸斤许，浓煎牛膝麦冬五味汤，调化频服。(《伤寒绪论·卷下·咽喉干痛》)

**12. 阳邪上逆证**

【症状】咽痛。

【证机概要】阳邪上逆所致。

【治疗】宜甘寒以解其热，并噙蜜煎黄柏以佐之。(《伤寒绪论·卷下·咽喉干痛》)

**13. 阴寒闭塞证**

【症状】咽痛。

【证机概要】阴寒闭塞所致。

【治疗】辛温以散其结，并噙蜜煎附子以佐之。(《伤寒绪论·卷下·咽喉干痛》)

**14. 寒气客于少阴之经证**

【症状】咽喉骤痛，不肿不渴，始病无发热头痛，脉来沉紧而细，呕吐清水，泻利清谷，便溺清利，或躁极闷乱，渴不能饮，脉来疾数无伦。

【证机概要】此寒气客于少阴之经，虚阳上逆之候，阴故暴，阳即不暴耳。

【治疗】四逆汤、附子汤急温之。(《伤寒绪论·卷下·咽喉干痛》)

# 第三节　咽喉疾病医案

**1. 寒包热邪之咽喉疼肿声喑案**

石顽治西客王如嵩，触寒来苏，忽然喘逆声喑，咽喉疼肿。察其形体丰盛而饮啖如常，切其脉象浮软而按之益劲。此必寒包热邪，伤犯肺络也。遂以麻杏甘石汤加半夏、细辛，大剂蒇蕤，二服喘止声出，但呼吸尚有微疼，更与二陈、枳壳、桔梗、葳蕤之类调理而安。(《张氏医通·卷四·诸气门下·喑》)

**2. 痰盛气壅之声飒而哑案**

王唯一数年前虽有血证，而年壮力强，四月间忽患咳嗽，服发散药后，痰中见血数口，继服滋阴药过多，遂声飒而哑，时觉胸中气塞，迁延月余。乃兄勤中、鼎中，邀余往诊。脉虽沉涩，而按之益力，举之应指，且体丰色泽，绝非阴虚之候。因谕之曰：台翁之声哑，是金实不鸣，良非金破不鸣之比。因疏导痰汤加人中黄、泽泻方，专一涤痰为务。四剂后，痰中见紫黑血数块，其声渐出，而飒未除。更以秋石兼人中黄、枣肉丸服，经月而声音清朗，始终未尝用清理肺气，调养营血药也。(《张氏医通·卷四·诸气门下·喑》)

**3. 脾肺虚惫之声暗案**

飞畴治郭代工，午日少食角黍，倦怠作泻，曾用消克不效。因围时跌仆，即昏迷不省，数日后邀予诊视。六脉虚微欲脱，右臂不能转动，声暗无闻。时有用大黄消克之剂者，予急止之。此脾肺虚惫，安能任此，今纵有合剂，恐胃气告匮，乌能行其药力？惟粥饮参汤，庶为合宜。所谓浆粥入胃，则虚者活。遂确遵予言以调之，泻止神宁，声音渐出而苏。能食后，亦惟独参汤调养，不药而愈。(《张氏医通·卷四·诸气门下·喑》)

**4. 上热下寒之咽痛声暗案**

罗谦甫治征南元帅，七旬，至楚上，因过饮腹痛，肠鸣自利，日夜约五十行，咽嗌肿痛，耳前后肿，舌本强，涎唾稠黏，欲吐不能，以手拽之方出，言语艰难，反侧闷乱，夜不得卧，其脉浮数，按之沉细而弦。先以砭刺肿上，出紫黑血，顷时肿势消减，遂用桔梗、甘草、连翘、鼠粘子、酒黄芩、升麻、防风，水煎令热漱，冷即吐出勿咽，恐伤脾胃也。再漱而涎清肿散，语声自出。后以辛热丸剂，以治中寒化宿食而燥脾胃，取丸之不即施行，而不犯其上热，至其病所而后化，乃治以缓也。不数服利止痛定，后胸中闭塞，作阵而痛。复以异攻散加升麻温养脾胃，升顺正气而愈。(《张氏医通·卷八·七窍门下》)

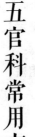

# 五官科常用方剂

## 第一节　目疾常用方剂

### 一、目痛方

#### 夏枯草散

【组成】夏枯草花一两　香附童便浸，二两　甘草炙，三钱

【主治】肝虚目珠痛，至夜疼剧。

【用法】为散，每服四钱，茶清调，日三服，或加芽茶煎服。痛久血伤，加当归六钱，白芍四钱，生地黄一两，黄芪二两，每服五钱，入芽茶一撮，水煎去滓服。（《张氏医通·卷十五·目门》）

#### 洗肝散《局方》

【组成】薄荷　当归　羌活　防风　山栀酒炒黑　甘草炙，各一两　大黄酒蒸，二两　川芎八钱

【主治】风毒上攻，目暴赤肿痛。

【用法】为散，每服三钱，沸汤调，日二三服。（《张氏医通·卷十五·目门》）

#### 泻青丸

【组成】当归　川芎　栀子炒黑　大黄　羌活　防风　草龙胆各

等份，滴水为丸

【主治】主治风热瞳痛，甚及肝经实热，大便不通，肠风便血，阴汗燥臭。

【用法】空心茶清下，七八十丸至百丸。（《张氏医通·卷十四·下血门》）

## 通肝散

【组成】栀子炒黑　白蒺藜炒去刺，各一两　羌活二两　荆芥穗当归　牛蒡子炒，研　甘草炙，各一两二钱

【主治】辘轳转关，睑硬睛疼，风热翳障。

【用法】为散，每服三钱，食后竹叶汤调服。

【备注】世本无羌活、当归，多枳壳、车前子。（《张氏医通·卷十五·目门》）

## 石膏散

【组成】生石膏三两　藁本　白术生　甘草炙，各两半　白蒺藜炒，去刺，一两

【主治】头风患眼，睑硬目睛疼。

【用法】为散，每服四五钱，热茶清调，空腹临卧各一服。（《张氏医通·卷十五·目门》）

## 大黄当归散

【组成】大黄酒蒸　黄芩酒炒，各一两　红花二钱　苏木屑　当归栀子酒炒　木贼各五钱

【主治】眼壅肿，瘀血凝滞不散，攻脉见翳。

【用法】为散，每服四钱，水煎，食后服。（《张氏医通·卷十五·目门》）

## 洗心散 《局方》

【组成】麻黄连节，一两　当归二两　大黄酒拌曲，裹煨，三两　白

术生用　芍药　荆芥各一两　甘草炙，二两

【主治】心经积热痰盛，口舌生疮，不大小便，或目珠痛如针刺。

【用法】为散，每服三四钱，生姜三片，薄荷七叶，水煎，去滓温服。或茶清调服三钱，日再服。

【备注】又方，无白术、芍药、荆芥、甘草，多生地黄二两，黄连、木香各五钱。（《张氏医通·卷十四·狂门》）

## 白蒺藜散

【组成】白蒺藜炒去刺　菊花　蔓荆子　草决明　甘草炙　连翘各等份　青葙子减半

【主治】肝肾虚热生风，眼睛坠疼，赤涩多泪。

【用法】为散，每服三四钱，水煎，去滓热服。（《张氏医通·卷十五·目门》）

## 清空膏

【组成】羌活三两　防风二两　甘草炙，两半　黄芩酒炒，三两　黄连酒炒，一两　柴胡七钱　川芎五钱

【主治】头风湿热上盛，目痛，额板、眉棱骨痛，遇风即发。

【用法】共为细末，每服五钱，盛盏内，以茶清半盏调匀，隔汤煮如膏，临卧汤送下。（《张氏医通·卷十四·头痛门》）

## 助阳和血汤

【组成】黄芪生，三钱　当归　甘草炙　防风各一钱　白芷　蔓荆子　升麻各六钱　柴胡八分。

【主治】气血不和，目痛如针刺。

【用法】水煎，食后服。

【备注】赵以德加赤芍药七分。（《张氏医通·卷十五·目门》）

## 羌活胜风汤

【组成】羌活钱半　白术一钱　川芎　桔梗　枳壳　荆芥　柴

胡　前胡　黄芩<sub>各八分</sub>　白芷<sub>六分</sub>　防风<sub>五分</sub>　细辛<sub>一分</sub>　薄荷<sub>三分</sub>
甘草<sub>炙，四分</sub>

【主治】目疾，顶骨内痛连及目珠，一切风热表证。

【用法】水煎，食后热服。

【备注】世本无细辛，有独活。(《张氏医通·卷十五·目门》)

## 防风泻肝散

【组成】防风　羌活<sub>一作远志</sub>　桔梗　羚羊角<sub>镑</sub>　赤芍　黑参<sub>一</sub><sub>作人参</sub>　黄芩<sub>各一两</sub>　细辛　甘草<sub>各五钱</sub>

【主治】蟹眼睛疼，针去恶水用之。

【用法】为散，每服二三钱，沸汤调服。(《张氏医通·卷十五·目门》)

## 还睛圆丸《局方》

【组成】白术<sub>生</sub>　菟丝子<sub>酒浸，别研</sub>　白蒺藜<sub>炒去刺</sub>　木贼<sub>去节</sub>青葙子<sub>去土</sub>　密蒙花　防风<sub>去芦</sub>　甘草<sub>炙，各等份</sub>

【主治】男子女人风毒上攻，眼目赤肿，怕日羞明，多饶眵泪，隐涩难开，眶痒赤痛，睑眦红烂，瘀肉侵睛，或患暴赤，眼睛疼不可忍者，并服立效。又治偏正头风，头目眩运。

【用法】上为末，炼蜜丸如弹子大，每服一丸，细嚼白汤下，日三服。(《张氏医通·卷十五·目门》)

## 选奇汤

【组成】羌活<sub>钱半</sub>　防风<sub>一钱</sub>　黄芩<sub>酒炒，钱半</sub>　甘草<sub>炙，一钱</sub>生姜<sub>一片</sub>

【主治】风火相煽，眉棱骨痛。

【用法】水煎去滓，食后稍热缓缓服之。

【加减】冬月，去黄芩加香豉三钱，葱白二茎。如痛连鱼尾为血虚，加黄芪三钱，当归一钱；日晡发热为血热，加白芍一钱五分；目赤，加菊花；鼻塞，加细辛；夏月近火痛剧为伏火，加石膏三钱；头风疼热不止，加石膏、麻黄，不应，属血病也，加川芎、芽茶。

【备注】羌活、甘草之辛甘发散，仅可治风，未能散火，得黄芩以协济之，乃分解之良法也，黄芩虽苦寒，专走肌表，所以表药中靡不用之，观仲景黄芩汤、柴胡汤，及奉议阳旦汤可知。(《张氏医通·卷十四·头痛门》)

## 二、目赤方

### 泻肝散

【组成】栀子仁　荆芥　大黄　甘草各等份

【主治】肝热目赤肿痛，一切里证。

【用法】为散，每服四五钱，水煎热服。

【按语】此治肝热，不用赤芍、胆草、当归，反用栀子清肝，则血热疼肿，何能便退？详此四味，治白睛赤痛则可，治风轮赤痛则不可。(《张氏医通·卷十五·目门》)

### 凉膈散

【组成】大黄酒浸，二两　芒硝一两　甘草炙，六钱　连翘一两　黄芩一两　山栀八钱　薄荷七钱

【主治】温热时行，表里实热，及心火亢盛，目赤便秘，口舌生疮，咽喉肿痛，胃热发斑。

【用法】为散，每服四五钱，加竹叶十五片，水煎温，日三夜二服，得下热退为度。

【按语】世本无竹叶，有姜一片、枣一枚、葱白一茎。硝黄得枳、朴之重着，则下热承之而顺下，得芩、栀、翘、薄之轻扬，则上热抑之而下清，此承气、凉膈之所攸分也。用甘草者，即调胃承气之义也。《局方》专主温热时行，故用竹叶，若治感冒之证，从世本用葱白、姜、枣可也。(《张氏医通·卷十六·祖方》)

### 洗肝散 《局方》

【组成】薄荷　当归　羌活　防风　山栀酒炒黑　甘草炙，各一

两 大黄酒蒸，二两 川芎八钱

【主治】风毒上攻，目暴赤肿痛。

【用法】为散，每服三钱，沸汤调，日二三服。(《张氏医通·卷十五·目门》)

## 酒煎散

【组成】汉防己酒洗 防风 甘草炙 荆芥穗 当归 赤芍药 牛蒡子 甘菊去蒂，各等份

【主治】暴露赤眼生翳。

【用法】为散，每服五六钱，酒煎，食后温服。(《张氏医通·卷十五·目门》)

## 还睛圆丸《局方》

【组成】白术生 菟丝子酒浸，别研 白蒺藜炒，去刺 木贼去节 青葙子去土 密蒙花 防风去芦 甘草炙，各等份

【主治】男子女人风毒上攻，眼目赤肿，怕日羞明，多饶眵泪，隐涩难开，眶痒赤痛，睑眦红烂，瘀肉侵睛，或患暴赤眼睛疼不可忍者，并服立效。又治偏正头风，头目眩运。

【用法】上为末，炼蜜丸如弹子大，每服一丸，细嚼白汤下，日三服。(《张氏医通·卷十五·目门》)

## 蕤仁膏

【组成】蕤仁去皮，研极细，压去油。上取净蕤仁霜五钱，浓煎秦皮汁调和，隔纸瓦上焙熟，有焦者去之，涂净碗内，以艾一钱，分作三团，每团中置蜀椒一粒，烧烟起时，将碗覆烟上，三角垫起熏之。烟尽晒干，再研入朱砂、麝香各半钱，瓷瓶收贮

【主治】风热眼生赤脉，痒痛无定。

【用法】每用麻子大点大眦，日二度。如点老翳，加硼砂少许。

【备注】一方但用蕤仁研压去油净五钱，麝香、朱砂水飞各五分。(《张氏医通·卷十五·目门》)

## 黄连羊肝丸《局方》

**【组成】** 黄连一两　白羖羊肝一具，生用

**【主治】** 目多赤脉。

**【用法】** 先以黄连为细末，用竹刀将羊肝刮下如糊，除去筋膜，入盆中研细，入黄连末捣和为丸，如绿豆大，每服三四十丸，茶清送下。睛痛者，当归汤下，忌猪肉、冷水。其胆冬月以生白蜜相和盛满，悬挂当风，胆外渐生黄衣，鸡翅刷下，点赤脉热翳良。(《张氏医通·卷十五·目门》)

## 宣明丸

**【组成】** 赤芍　当归　大黄酒蒸　黄芩各二两　生地黄三两　黄连　川芎　薄荷各一两

**【主治】** 瘀血灌睛，赤肿涩痛。

**【用法】** 蜜丸梧子大，每服五十丸，食后米饮服。(《张氏医通·卷十五·目门》)

### 三、 目肿胀方

## 龙胆饮

**【组成】** 黄芩　犀角　木通　车前　黄连　黑参各一钱　栀子炒黑　大黄　芒硝各钱半　龙胆草　淡竹叶各八分　黄柏酒炒黑，五分

**【主治】** 肝经湿热，目赤肿痛。

**【用法】** 水煎，食后分二次热服。(《张氏医通·卷十五·目门》)

## 泻肺汤

**【组成】** 羌活　黑参　黄芩各一钱　地骨皮　桑白皮　大黄酒蒸　芒硝各一钱　甘草炙，八分

**【主治】** 暴风客热外障，白睛肿胀。

**【用法】** 水煎去滓，半饥温服。

**【备注】** 世本无桑白皮，多桔梗。(《张氏医通·卷十五·目门》)

## 双解散

**【组成】** 防风　川芎　当归　芍药　大黄酒浸　芒硝　麻黄　连翘　薄荷叶各半两　石膏　黄芩　桔梗各一两　滑石六两　甘草生，二两　荆芥　白术　山栀子各二钱半

**【主治】** 温热时行，外内热极。乌珠高而绽起如螺。

**【用法】** 水煎，去滓服。(《张氏医通·卷十六·祖方》)

## 大黄当归散

**【组成】** 大黄酒蒸　黄芩酒炒，各一两　红花二钱　苏木屑　当归　栀子酒炒　木贼各五钱

**【主治】** 眼壅肿，瘀血凝滞不散，攻脉见翳。

**【用法】** 为散，每服四钱，水煎，食后服。(《张氏医通·卷十五·目门》)

## 还睛圆丸 《局方》

**【组成】** 白术生　菟丝子酒浸，别研　白蒺藜炒，去刺　木贼去节　青葙子去土　密蒙花　防风去芦　甘草炙，各等份

**【主治】** 男子女人风毒上攻，眼目赤肿，怕日羞明，多饶眵泪，隐涩难开，眶痒赤痛，睑眦红烂，瘀肉侵睛，或患暴赤眼睛疼不可忍者，并服立效。又治偏正头风，头目眩运。

**【用法】** 上为末，炼蜜丸如弹子大，每服一丸，细嚼白汤下，日三服。(《张氏医通·卷十五·目门》)

## 四、 目痒方

## 四生散

**【组成】** 白附子　黄芪　独活　白蒺藜各等份

**【主治】** 肾风上攻，耳中鸣痒，目痒昏花。

**【用法】** 为散，每服二钱，用猪肾批开入药，湿纸裹煨熟，稍入盐花，细嚼温酒送下。(《张氏医通·卷十五·目门》)

## 绛雪膏即《宝监》春雪膏

【组成】炉甘石四两，银罐内固济，煅过水飞，预将黄连一两，当归五钱，河水煎汁，去滓，入童便半盏，将甘石丸如弹子，多刺以孔，煅赤，淬药汁内，以汁尽为度，置地上一宿，去火气，收贮待用　硼砂研细，水调盏内，炭火缓缓炖干，取净，一钱半　黄丹　明乳香煅存性，研　乌贼骨烧存性，研　白丁香真者，各一钱半　麝香　轻粉各五分　炼白蜜四两

【主治】目昏暗痒痛，隐涩难开，眵泪生翳。

【用法】先下制净炉甘石末一两，不住手搅，次下后七味，搅至紫金色，不粘手为度。捻作挺子，每用少许，新水磨化，时时点之。忌酒、醋、荞麦。

【备注】又方：用炉甘石一两，煅赤，以羊胆汁、青鱼胆汁、荸荠汁、梨汁、人乳、白蜜等份相合，淬之，再煅再淬，汁尽为度，入冰片、麝香、青盐、硼砂煅过各二分研匀，每用少许，井花水调点两眦。（《张氏医通·卷十五·目门》）

## 五、外障方

### 羌活除翳汤

【组成】麻黄根　薄荷各五分　生地黄酒浸，一钱　当归　川芎　黄柏酒炒　知母　荆芥各六分　藁本七分　防风八分　羌活钱半　川椒炒，去汗　细辛各三分

【主治】太阳翳膜遮睛。

【用法】水煎，食前稍热服，忌酒醋湿面炙炸。（《张氏医通·卷十五·目门》）

### 万应蝉花散《局方》名蝉花无比散

【组成】蝉蜕半两　蛇蜕酥炙，三钱　川芎　防风　羌活　甘草炙　当归　茯苓各一两　赤芍　石决明煮一伏时，研细　苍术童便浸，去腐，刮去粗皮，切，麻油拌炒，各两半

【主治】奇经客邪目病。

【用法】为散，每服二三钱，食后临卧茶清送下。

【备注】《秘旨》无苍术，多白蒺藜。（《张氏医通·卷十五·目门》）

## 保命羚羊角散

【组成】羚羊角镑，二两　升麻两半　细辛一两　甘草五钱

【主治】陷翳久不得去，用此焮发。

【用法】一半蜜丸，一半为散，以泔水煎，吞丸子五七十丸，食后热服，取散为前导，丸为后合也。（《张氏医通·卷十五·目门》）

## 皂荚丸

【组成】蛇蜕酥炙，七条　蝉蜕　元精石　穿山甲炮　当归　白术生　茯苓　谷精草　木贼　白菊花　刺猬皮蛤粉炒　龙胆草　赤芍　连翘各两半　猨猪爪蛤粉炒，三十枚　人参一两　川芎半两

【主治】外内一切障膜，翳嫩不宜针拨者，此丸与生熟地黄丸并进。

【用法】共为细末，一半入牙皂十二挺，烧存性和匀，炼白蜜丸，梧子大，每服一钱五分，空心食前杏仁汤送下。一半入仙灵脾，即淫羊藿一两，每服三钱。用猪肝三片，批开夹药煮熟，临卧细嚼，用原汁送下。（《张氏医通·卷十五·目门》）

## 碧云散

【组成】鹅不食草一两，嗅之即嚏者真　青黛　川芎各半两

【主治】外障攀睛，眵泪稠黏。

【用法】为散，先噙水满口，每用绿豆许搐鼻内，以嚏泪为效，搐无时。

【备注】一方，加北细辛、牙皂末各一钱。（《张氏医通·卷十五·目门》）

## 春雪膏《局方》

【组成】蕤仁去皮，研细，纸包压去油，再研再压，数十次，五钱　龙脑五分　白蜜一钱五分

【主治】风热生翳。

【用法】上取净蕤仁五钱，入龙脑五分，炼白蜜一钱五分，再

研匀，瓷罐收贮，每用少许，箸头点大眦。(《张氏医通·卷十五·目门》)

## 阿魏搐鼻法

【组成】阿魏三钱　鸡内金一钱　冰片三分

【主治】去星翳。

【用法】蜜和捻箸头上，令中空通气，外裹乌金纸，去箸，每夜塞鼻中，星翳自退。(《张氏医通·卷十五·目门》)

## 拨云退翳丸

【组成】蔓荆子　木贼去节　密蒙花各二两　川芎　白蒺藜炒，去刺　当归各两半　菊花　荆芥穗各一两　楮实子　薄荷　蜀椒　黄连酒洗　蝉蜕各五钱　蛇蜕酥炙　甘草炙，各三钱

【主治】阳跻受邪，内眦赤脉攀睛。

【用法】蜜丸，每两分作八丸，食后卧时细嚼一丸，茶清送下。(《张氏医通·卷十五·目门》)

## 蕤仁膏

【组成】蕤仁去皮，研极细，压去油。上取净蕤仁霜五钱，浓煎秦皮汁调和，隔纸瓦上焙熟，有焦者去之，涂净碗内，以艾一钱，分作三团，每团中置蜀椒一粒，烧烟起时，将碗覆烟上，三角垫起熏之。烟尽晒干，再研入朱砂、麝香各半钱，瓷瓶收贮

【主治】风热眼生赤脉，痒痛无定。

【用法】每用麻子大点大眦，日二度。如点老翳，加硼砂少许。

【备注】一方，但用蕤仁研压去油，净五钱，麝香、朱砂水飞各五分。(《张氏医通·卷十五·目门》)

## 石燕丹

【组成】炉甘石四两，用黄连一两，归身、木贼、羌活、麻黄各五钱，河水二升，童便一升，同煮去滓，制法如绛雪膏，取净一两　硼砂铜杓内同

水煮干　石燕　琥珀　朱砂水飞，各取净钱半　鹰屎白一钱。如无，白丁香代之　冰片　麝香各分半

【主治】外障诸翳。

【用法】上为极细末，每用少许点大眦。

【加减】如枯涩无泪，加熊胆一分，白蜜少许。血翳，加真阿魏；黄翳，加鸡内金；风热翳，加蕤仁；热翳，加珍珠、牛黄；冷翳，加附子尖、雄黄；老翳，倍硼砂加猪胆子。(《张氏医通·卷十五·目门》)

### 绛雪膏即《宝监》春雪膏

【组成】炉甘石四两，银罐内固济，煅过水飞，预将黄连一两，当归五钱，河水煎汁，去滓，入童便半盏，将甘石丸如弹子，多刺以孔，煅赤淬药汁内，以汁尽为度，置地上一宿，去火气，收贮待用　硼砂研细，水调盏内，炭火缓缓炖干，取净，一钱半　黄丹　明乳香煅存性，研　乌贼骨烧存性，研　白丁香真者，各一钱半　麝香　轻粉各五分　炼白蜜四两

【主治】目昏暗痒痛，隐涩难开，眵泪生翳。

【用法】先下制净炉甘石末一两，不住手搅，次下后七味，搅至紫金色，不粘手为度。捻作挺子，每用少许，新水磨化，时时点之。忌酒、醋、荞麦。

【备注】又方：用炉甘石一两，煅赤，以羊胆汁、青鱼胆汁、荸荠汁、梨汁、人乳、白蜜等份相合，淬之，再煅再淬，汁尽为度，入冰片、麝香、青盐、硼砂煅过各二分研匀，每用少许，井花水调点两眦。(《张氏医通·卷十五·目门》)

### 熊胆膏

【组成】炉甘石煅过水飞，丸如弹子大，每净一两，分作十丸，用川黄连三钱浓煎去滓，烧淬之，汁尽为度，每料用净者二钱　琥珀五分　玛瑙水飞，净三钱　珊瑚水飞，净三分　珍珠煅飞，净三分　朱砂水飞，净五分　冰片二分　麝香二分

【主治】一切老翳。

【用法】和匀，瓷罐收贮，每用少许点大眦上，日二三次。（《张氏医通·卷十五·目门》）

## 照水丹

【组成】乌贼骨一钱　辰砂半钱

【主治】攀睛翳障。

【用法】为散点之。

【加减】白翳，加冰片少许；赤翳，加五灵脂少许。（《张氏医通·卷十五·目门》）

## 蝎附散

【组成】鹅不食草一两　青黛一作细辛　生附子尖　姜黄　薄荷　全蝎各五钱

【主治】搐鼻退冷翳。

【用法】为散，口含冷水搐少许。（《张氏医通·卷十五·目门》）

## 神消散

【组成】黄芩　蝉蜕　甘草炙　木贼各一两　苍术童便浸，麻油炒　谷精草各二两　蛇蜕酥炙，四条

【主治】黄膜上冲。

【用法】为散，每服二钱，临卧新汲水调服。（《张氏医通·卷十五·目门》）

## 防风泻肝散

【组成】防风　羌活一作远志　桔梗　羚羊角镑　赤芍　黑参一作人参　黄芩各一两　细辛　甘草各五钱

【主治】蟹眼睛疼，针去恶水用之。

【用法】为散，每服二三钱，沸汤调服。（《张氏医通·卷十五·目门》）

## 羚羊角散 与《局方》不同

【组成】羚羊角镑，一两　白菊花　川乌头炮　川芎　车前　防风　羌活　半夏　薄荷各半两　细辛二钱

【主治】内外翳障，但酸疼涩痛，不热不肿者。

【用法】为散，每服二钱，生姜汤调，薄荷汤送下。

【加减】陷翳，加升麻五钱，肉桂二钱。（《张氏医通·卷十五·目门》）

## 生熟地黄丸

【组成】生地黄八两　熟地黄十二两　石斛盐水炒　牛膝酒蒸，各四两　菊花去蒂　羌活　防风　杏仁汤泡，去皮尖　枳壳各二两

【主治】肝虚目暗，膜入冰轮，内外诸障。

【用法】蜜丸梧子大，每服五七十丸，以黑豆三升，炒令烟尽，淬好酒六升，每用半盏，食前送下，盐汤亦可，或用生鸡肝捣烂为丸尤妙。

【按语】此即明目地黄丸加菊花、羌活。其间防风、杏仁、枳壳与地黄、牛膝同用者，以其久风袭人寒水之经也。若精血亏人，则当去此三味，易白蒺藜、当归、枸杞，未为不可也。（《张氏医通·卷十五·目门》）

## 羚羊角饮子

【组成】羚羊角一钱　五味子二十粒　细辛三分　防风　大黄酒蒸　知母各一钱　芒硝七分

【主治】风轮热翳，及黑泡如珠。

【用法】水煎，食前温服。

【按语】龙木羚羊角饮子、羚羊角散、羚羊补肝散等方，并以羚羊为主。丹溪云：羚羊力能舒筋，入厥阴经甚捷，惟翳在风轮者，用之为宜，若不在风轮，漫投宁不引邪入犯耶？（《张氏医通·卷十五·目门》）

## 酒煎散

【组成】汉防己<sub>酒洗</sub> 防风 甘草<sub>炙</sub> 荆芥穗 当归 赤芍药 牛蒡子 甘菊<sub>去蒂,各等份</sub>

【主治】暴露赤眼生翳。

【用法】为散,每服五六钱,酒煎,食后温服。(《张氏医通·卷十五·目门》)

## 大黄当归散

【组成】大黄<sub>酒蒸</sub> 黄芩<sub>酒炒,各一两</sub> 红花二钱 苏木屑 当归 栀子<sub>酒炒</sub> 木贼各五钱

【主治】眼壅肿,瘀血凝滞不散,攻脉见翳。

【用法】为散,每服四钱,水煎,食后服。(《张氏医通·卷十五·目门》)

## 泻肺汤

【组成】羌活 黑参 黄芩<sub>各一钱</sub> 地骨皮 桑白皮 大黄<sub>酒蒸</sub> 芒硝各一钱 甘草<sub>炙,八分</sub>

【主治】暴风客热外障,白睛肿胀。

【用法】水煎去滓,半饥温服。

【备注】世本无桑白皮,多桔梗。(《张氏医通·卷十五·目门》)

## 通肝散

【组成】栀子<sub>炒黑</sub> 白蒺藜<sub>炒去刺,各一两</sub> 羌活二两 荆芥穗 当归 牛蒡子<sub>炒研</sub> 甘草<sub>炙,各一两二钱</sub>

【主治】辘轳转关,睑硬睛疼,风热翳障。

【用法】为散,每服三钱,食后竹叶汤调服。

【备注】世本无羌活、当归,多枳壳、车前子。(《张氏医通·卷十五·目门》)

## 六、 内障方

### 《千金》磁朱丸

【组成】磁石能吸铁者良，二两　朱砂一两　生神曲末三两

【主治】神水宽大渐散，光采不收，及内障拨后，翳不能消，用此镇之。

【用法】先以磁石置巨火中煅七次，每煅必淬以醋，研细水飞，澄定晒干，取净二两。朱砂亦研细水飞晒干，取净一两。用生神曲末三两，与前二味和匀，更以神曲一两，水和作饼煮浮，搜入前药为丸，如绿豆大，每服三四十丸，空心米饮送下。

【按语】《千金》磁朱丸方，本指南之制而立，昔黄帝征蚩尤，玄女授帝指南以定方隅，法用神砂、雄黄拌针入生雁胫骨空中煅炼而成，煅过必置磁石之上。盖朱禀南方离火之气，而中怀婴姹；磁禀北方坎水之精，而外发氤氲，真匡正辟恶之灵物也。得阴阳二气之交，所以入水不濡，戾天能飞，用以佐磁朱而制针，则最重之质，置水能浮，随磁吸引，以为指南之准则。近世以雁胫难得，用白雄鸡血、朱砂雄黄，拌针入活鲤鱼首，煅过同磁石收贮，取其准上午下子者用之，与雁胫之义不殊。凡羽禽之目，皆自下睑而交上睑，性皆升举，所以能飞，非若毛兽之目，悉自上睑而交下睑也。吾尝静观飞走升沉之理，于兹可默识矣。《千金》爱悟其旨，取磁朱之重，以镇神水之不清，而收阴霾之障蔽。用生曲者，借以发越丹石之性，犹雁胫鼓跃二气之义也。噫！崇古立方之圣，莫如长沙，长沙之后，唐进士一人而已。(《张氏医通·卷十五·目门》)

### 冲和养胃汤

【组成】黄芪蜜酒炙，三钱　白术一钱　当归　柴胡各八分　人参二钱至半两　甘草炙，一钱　升麻五分　羌活　防风　黄连　白芍　五味各一钱　生姜三片

【主治】风虚目患，空中有黑花，神水变淡绿色，次变淡白，渐成内障。

【用法】水煎，去滓服。(《张氏医通·卷十六·祖方》)

## 益气聪明汤

【组成】黄芪<sub>蜜酒炙，三钱至七钱</sub>　人参<sub>三钱至一两</sub>　甘草<sub>炙，一钱</sub>
升麻　葛根<sub>各一钱</sub>　蔓荆子<sub>三钱</sub>　芍药　酒黄柏<sub>各一钱</sub>

【主治】气虚目暗生翳，耳聋耳鸣。

【用法】水煎，去滓服。

【按语】此保元汤合升麻汤，加蔓荆子以治其上，黄柏以治其下也。(《张氏医通·卷十六·祖方》)

## 皂荚丸

【组成】蛇蜕<sub>酥炙，七条</sub>　蝉蜕　元精石　穿山甲<sub>炮</sub>　当归　白术<sub>生</sub>　茯苓　谷精草　木贼　白菊花　刺猬皮<sub>蛤粉炒</sub>　龙胆草　赤芍连翘<sub>各两半</sub>　獖猪爪<sub>蛤粉炒，三十枚</sub>　人参<sub>一两</sub>　川芎<sub>半两</sub>

【主治】外内一切障膜，翳嫩不宜针拨者，此丸与生熟地黄丸并进。

【用法】共为细末，一半入牙皂十二挺，烧存性和匀，炼白蜜丸，梧子大，每服一钱五分，空心食前杏仁汤送下。一半入仙灵脾，即淫羊藿一两，每服三钱。用猪肝三片，批开夹药煮熟，临卧细嚼，用原汁送下。(《张氏医通·卷十五·目门》)

## 生熟地黄丸

【组成】生地黄<sub>八两</sub>　熟地黄<sub>十二两</sub>　石斛<sub>盐水炒</sub>　牛膝<sub>酒蒸，各四两</sub>　菊花<sub>去蒂</sub>　羌活　防风　杏仁<sub>汤泡，去皮尖</sub>　枳壳<sub>各二两</sub>

【主治】肝虚目暗，膜入冰轮，内外诸障。

【用法】蜜丸梧子大，每服五七十丸，以黑豆三升，炒令烟尽，淬好酒六升，每用半盏，食前送下，盐汤亦可，或用生鸡肝捣烂为丸尤妙。

【按语】此即明目地黄丸加菊花、羌活。其间防风、杏仁、枳壳与地黄、牛膝同用者，以其久风袭人寒水之经也，若精血亏人，则当去此三味，易白蒺藜、当归、枸杞，未为不可也。(《张氏医通·卷十五·目门》)

## 羚羊角汤

【组成】羚羊角镑　人参各钱半　黑参　地骨皮　羌活　车前各一钱二分

【主治】肝热生风内障。

【用法】水煎，食前热服。(《张氏医通·卷十五·目门》)

## 羚羊角散 与《局方》不同

【组成】羚羊角镑，一两　白菊花　川乌头炮　川芎　车前　防风　羌活　半夏　薄荷各半两　细辛二钱

【主治】内外翳障，但酸疼涩痛，不热不肿者。

【用法】为散，每服二钱，生姜汤调，薄荷汤送下。

【加减】陷翳，加升麻五钱，肉桂二钱。(《张氏医通·卷十五·目门》)

## 补肾磁石丸

【组成】磁石醋煅七次，水飞　甘菊花　石决明煅，各一两　菟丝子酒煮，捣丝焙　肉苁蓉酒浸去腐，切焙，各二两

【主治】肾虚肝气上攻，目昏渐成内障。

【用法】为末，雄雀十五枚，去皮嘴留肠，以青盐二两，水三升，煮雀至烂，汁尽为度。捣如膏，和药为丸，梧子大，每服二三十丸，空心温酒送下。(《张氏医通·卷十五·目门》)

## 羚羊补肝散

【组成】羚羊角镑　人参各三两　茯苓　防风各二两　细辛　黑参　车前　黄芩　羌活各一两

【主治】肝风内障。

【用法】为散，食后米汤调服二钱。(《张氏医通·卷十五·目门》)

## 神消散

【组成】黄芩　蝉蜕　甘草炙　木贼各一两　苍术童便浸，麻油炒

谷精草各二两　　蛇蜕酥炙，四条

【主治】黄膜上冲。

【用法】为散，每服二钱，临卧新汲水调服。(《张氏医通·卷十五·目门》)

## 黄连羊肝丸《局方》

【组成】黄连一两　　白羯羊肝一具，生用

【主治】目多赤脉。

【用法】先以黄连为细末，用竹刀将羊肝刮下如糊，除去筋膜，入盆中研细，入黄连末捣和为丸，如绿豆大，每服三四十丸，茶清送下。睛痛者，当归汤下，忌猪肉冷水。其胆冬月以生白蜜相和盛满，悬挂当风，胆外渐生黄衣，鸡翅刷下，点赤脉热翳良。(《张氏医通·卷十五·目门》)

## 除风汤

【组成】羚羊角镑　车前　人参　芍药　茯苓　大黄酒蒸　黄芩芒硝各一钱　蝎尾醋泡，三分

【主治】五风，变成内障。

【用法】水煎，食后服。(《张氏医通·卷十五·目门》)

## 决明夜灵散

【组成】石决明煮一伏时，另研　夜明砂淘净，另研，各三钱

【主治】高风内障，至夜则昏。

【用法】为散，用猪肝二两，竹刀批开，入药以线缠定，用泔水二碗，砂锅中煮至半碗，先熏眼，候温，临卧连药汁服之。(《张氏医通·卷十五·目门》)

## 七、　瞳神散大方

## 《千金》磁朱丸

【组成】磁石能吸铁者良，二两　朱砂一两　生神曲末三两

【**主治**】神水宽大渐散，光采不收，及内障拨后，翳不能消，用此镇之。

【**用法**】先以磁石置巨火中煅七次，每煅必淬以醋，研细水飞，澄定晒干，取净二两。朱砂亦研细水飞晒干，取净一两。用生神曲末三两，与前二味和匀，更以神曲一两。水和作饼煮浮，搜入前药为丸，如绿豆大，每服三四十丸，空心米饮送下。

【**按语**】《千金》磁朱丸方，本指南之制而立，昔黄帝征蚩尤，玄女授帝指南以定方隅，法用神砂、雄黄拌针入生雁胫骨空中煅炼而成，煅过必置磁石之上。盖朱禀南方离火之气，而中怀婴姹；磁禀北方坎水之精，而外发氤氲，真匡正辟恶之灵物也。得阴阳二气之交，所以入水不濡，戾天能飞，用以佐磁朱而制针，则最重之质，置水能浮，随磁吸引，以为指南之准则。近世以雁胫难得，用白雄鸡血、朱砂雄黄，拌针入活鲤鱼首，煅过同磁石收贮，取其准上午下子者用之，与雁胫之义不殊。凡羽禽之目，皆自下睫而交上睫，性皆升举，所以能飞，非若毛兽之目，悉自上睫而交下睫也。吾尝静观飞走升沉之理，于兹可默识矣。《千金》爰悟其旨，取磁朱之重，以镇神水之不清，而收阴霾之障蔽。用生曲者，借以发越丹石之性，犹雁胫鼓跃二气之义也。噫！崇古立方之圣，莫如长沙，长沙之后，唐进士一人而已。（《张氏医通·卷十五·目门》）

## 八、 目昏方

### 夜光椒红丸

【**组成**】川椒去白，二两　生地黄　熟地黄各四两　枸杞子四两
牡丹皮三两　麦门冬四两

【**主治**】火衰目无精光，至夜昏甚，或见风则目流冷泪。

【**用法**】蜜丸，梧子大，每服五七十丸，温酒、盐汤任下。

【**备注**】又方，用椒红四两，巴戟肉二两，金铃子肉、熟附子、茴香各一两，另研干山药末二两，酒煮糊丸，梧子大，每服三十丸，空心盐酒送下。

【**按语**】前方治阴血亏而真火离散，后方治阳精伤而真火无光，

不可不求其故而为施治也。(《张氏医通·卷十五·目门》)

## 决明夜灵散

【组成】石决明煮一伏时，另研　夜明砂淘净，另研，各三钱

【主治】高风内障，至夜则昏。

【用法】为散，用猪肝二两，竹刀批开，入药以线缠定，用泔水二碗，砂锅中煮至半碗，先熏眼，候温，临卧连药汁服之。(《张氏医通·卷十五·目门》)

## 密蒙花散 《局方》

【组成】密蒙花塞鼻即嚏者真　甘菊花去蒂　白蒺藜炒，去刺　白芍药《局方》无　羌活《准绳》无　石决明煅　木贼去节　甘草炙，《局方》无，各半两

【主治】眵泪昏暗。

【用法】为散，每服二三钱，茶清调服。(《张氏医通·卷十五·目门》)

## 四生散

【组成】白附子　黄芪　独活　白蒺藜各等份

【主治】肾风上攻，耳中鸣痒，目痒昏花。

【用法】为散，每服二钱，用猪肾批开入药，湿纸裹煨熟，稍入盐花，细嚼温酒送下。(《张氏医通·卷十五·目门》)

## 绛雪膏 即《宝监》春雪膏

【组成】炉甘石四两，银罐内固济，煅过水飞，预将黄连一两，当归五钱，河水煎汁，去滓，入童便半盏，将甘石丸如弹子，多刺以孔，煅赤淬药汁内，以汁尽为度，置地上一宿，去火气，收贮待用　硼砂研细，水调盏内，炭火缓缓炖干，取净一钱半　黄丹　明乳香煅存性，研　乌贼骨烧存性，研　白丁香真者，各一钱半　麝香、轻粉各五分　炼白蜜四两

【主治】目昏暗痒痛，隐涩难开，眵泪生翳。

**【用法】**先下制净炉甘石末一两,不住手搅,次下后七味,搅至紫金色,不粘手为度。捻作挺子,每用少许,新水磨化,时时点之。忌酒、醋、荞麦。

**【备注】**又方:用炉甘石一两,煅赤,以羊胆汁、青鱼胆汁、荸荠汁、梨汁、人乳、白蜜等份相和,淬之,再煅再淬,汁尽为度,入冰片、麝香、青盐、硼砂煅过各二分研匀,每用少许,井花水调点两眦。(《张氏医通·卷十五·目门》)

## 九、 雀目方

### 蛤粉丸

**【组成】**蛤粉、黄腊各等份

**【主治】**雀目,日落后不见物。

**【用法】**上熔腊,搜蛤粉成剂,捏作饼子,每饼重三钱。用猪肝一片,重二两,竹刀批开,裹药一饼,麻线缠,入砂锅内,以泔水煮熟,乘热熏目,至温吃肝并汁,以愈为度。

**【备注】**《杨氏家藏方》用乌贼骨净末六两,黄腊三两,制服同此方。(《张氏医通·卷十五·目门》)

### 煮肝散

**【组成】**夜明砂淘净　青蛤粉即蚌壳灰　谷精草各一两

**【主治】**雀目羞明,疳眼翳膜。

**【用法】**为散,每服三钱,以猪肝竹刀批开,勿犯铁,摊药在内,麻线缠定,米泔水一碗煮肝至熟,取出,汤倾碗内熏眼,肝分三次细嚼,用煮肝汤热下,一日服之。(《张氏医通·卷十五·目门》)

## 十、 辘轳转关方

### 通肝散

**【组成】**栀子炒黑,白蒺藜炒去刺,各一两　羌活二两　荆芥穗 当归　牛蒡子炒研　甘草炙,各一两二钱

**【主治】**辘轳转关,睑硬睛疼,风热翳障。

**【用法】**为散,每服三钱,食后竹叶汤调服。

**【备注】**世本无羌活、当归，多枳壳、车前子。（《张氏医通·卷十五·目门》）

## 十一、 倒睫拳毛方

### 防风饮子

**【组成】**蔓荆子 生黄芪 黄连<small>各钱半</small> 甘草<small>炙</small> 防风 葛根<small>各一钱</small> 细辛<small>三分</small>

**【主治】**倒睫拳毛，眦睑赤烂。

**【用法】**水煎，食远热服。

**【加减】**虚人加人参一钱，当归七分。（《张氏医通·卷十五·目门》）

## 十二、 风沿烂眼方

### 还睛圆丸《局方》

**【组成】**白术<small>生</small> 菟丝子<small>酒浸，别研</small> 白蒺藜<small>炒去刺</small> 木贼<small>去节</small> 青葙子<small>去土</small> 密蒙花 防风<small>去芦</small> 甘草<small>炙，各等份</small>

**【主治】**男子女人风毒上攻，眼目赤肿，怕日羞明，多饶眵泪，隐涩难开，眶痒赤痛，睑眦红烂，瘀肉侵睛，或患暴赤眼睛疼不可忍者，并服立效。又治偏正头风，头目眩运。

**【用法】**上为末，炼蜜丸如弹子大，每服一丸，细嚼白汤下，日三服。（《张氏医通·卷十五·目门》）

### 柴胡饮子

**【组成】**柴胡 羌活 防风 赤芍 桔梗 荆芥 生地黄<small>各一钱</small> 甘草<small>炙，五分</small>

**【主治】**风热眼眶赤烂。

**【用法】**水煎热服。（《张氏医通·卷十五·目门》）

### 川芎茶调散《局方》

**【组成】**川芎 白芷 羌活 防风 荆芥 薄荷 甘草<small>炙，各一两</small> 香附<small>童便浸，炒，二两</small>

【主治】久风化火头痛，及偏正头风，眼见风赤烂。

【用法】为散，食后茶清调服二钱，日三服。妇人产后，豆淋酒服。轻者三服，重者五七服效。(《张氏医通·卷十四·头痛门》)

## 炉甘石散

【组成】炉甘石三两，银罐煅飞，丸如弹子，多刺以孔，先以童便一盏，煅淬七次，次以黄连三钱煎浓汁，煅淬七次，后以芽茶一两浓煎，煅淬七次，又并余汁合一处，再煅淬三次，安放地上一宿，出火气，细研，入冰片、麝香少许点之，煅时迨大炭凿一孔以安炉甘石。一方，不用童便、黄连、芽茶，用车前草一斤捣取自然汁，淬数十次，汁尽为度。

【主治】烂沿风眼。

【用法】为散，细研，瓷罐收贮，临用加冰片少许。(《张氏医通·卷十五·目门》)

## 十三、 目泪不止方

### 止泪补肝散

【组成】白蒺藜炒去刺 当归 熟地黄各二两 川芎 白芍 木贼 防风 羌活各一两 香附童便制，二两

【主治】肝虚，迎西北风流泪不止。

【用法】为散，每服三钱，入生姜三片，红枣一枚。

【加减】肥人，加夏枯草一两；瘦人，加桂枝一两。水煎，去滓热服。(《张氏医通·卷十五·目门》)

### 菊花散 与《局方》不同

【组成】苍术半斤，同皂荚三挺砂锅内河水煮一日去皂荚，将苍术刮去皮，切片，盐水炒，净三两 木贼去节 草决明 荆芥 旋覆花 甘草炙 菊花去蒂，各半两

【主治】目风流泪，见东南风则甚，渐生翳膜。

【用法】为散，每服二钱，浓茶调，空心临卧各一服。

【加减】有翳者，加蛇蜕一钱，蝉蜕三钱。(《张氏医通·卷十五·目门》)

## 白蒺藜散

【组成】白蒺藜炒去刺 菊花 蔓荆子 草决明 甘草炙 连翘各等份 青葙子减半

【主治】肝肾虚热生风，赤涩多泪。

【用法】为散，每服三四钱，水煎，去滓热服。(《张氏医通·卷十五·目门》)

## 密蒙花散《局方》

【组成】密蒙花塞鼻即嚏者真 甘菊花去蒂 白蒺藜炒去刺 白芍药《局方》无 羌活《准绳》 石决明煅 木贼去节 甘草炙《局方》无，各半两

【主治】眦泪昏暗。

【用法】为散，每服二三钱，茶清调服。(《张氏医通·卷十五·目门》)

## 还睛圆丸《局方》

【组成】白术生 菟丝子酒浸，别研 白蒺藜炒去刺 木贼去节青葙子去土 密蒙花 防风去芦 甘草炙，各等份

【主治】男子女人风毒上攻，眼目赤肿，怕日羞明，多饶眵泪，隐涩难开，眶痒赤痛，睑眦红烂，瘀肉侵睛，或患暴赤眼睛疼不可忍者，并服立效。又治偏正头风，头目眩运。

【用法】上为末，炼蜜丸如弹子大，每服一丸，细嚼白汤下，日三服。(《张氏医通·卷十五·目门》)

## 十四、 漏睛方

## 人参漏芦散

【组成】黄芪三两 防风两半 大黄酒浸 人参 远志甘草汤泡，去骨 当归尾一作地骨皮 赤茯苓各二两 黄芩 漏芦各一两

【主治】眼漏，脓水不止。

【用法】为散，每服四五钱，水煎，食后服。(《张氏医通·卷十五·目门》)

## 竹叶泻经汤

【组成】柴胡 栀子 羌活 升麻 甘草炙 黄芩 黄连 大黄各八分 赤芍药 草决明 茯苓 车前 泽泻各六分 竹叶十片

【主治】眦内窍如针孔，津津脓出。

【用法】水煎，食后热服。（《张氏医通·卷十五·目门》）

## 《千金》托里散

【组成】黄芪蜜酒炙，三钱至六钱 人参三钱至一两 甘草炙，一钱 川芎 当归 肉桂 白芷 防风 白芍 桔梗各三钱 天冬 连翘 忍冬各二钱 生姜三片

【主治】气血虚寒，溃疡不收。

【用法】水煎，去滓服。（《张氏医通·卷十六·祖方》）

### 十五、 不能近视方

## 加减地芝丸

【组成】生地黄四两 天门冬烘热去心，另焙 枸杞子各三两 甘菊二两 熟地黄四两 麦门冬去心 山茱萸肉各三两 当归身二两 五味子一两

【主治】目能远视，不能近视。

【用法】蜜丸，梧子大，每服百丸，沸汤、温酒任下。（《张氏医通·卷十五·目门》）

### 十六、 不能远视方

## 加味定志丸

【组成】大远志甘草汤泡，去骨 石菖蒲各三两 人参四两 茯苓三两 黄芪蜜酒炙，四两 肉桂一两

【主治】目能近视，不能远视。

【用法】蜜丸，梧子大，每服百丸，空心米汤、温酒任下。（《张氏医通·卷十五·目门》）

## 十七、 目妄见方

### 加减驻景丸

【组成】熟地黄六两 当归 枸杞各四两 车前 五味子各二两 楮实五两 椒红净，一两 菟丝子酒煮捣，焙，二两

【主治】肾虚目瞙瞙如无所见。

【用法】蜜丸，梧子大，每服七十丸，空心盐汤，卧时温酒下。（《张氏医通·卷十五·目门》）

## 十八、 目为物所伤方

### 清凉膏

【组成】大黄 芒硝 黄连酒炒 黄柏 赤芍 当归各一钱 细辛五分 薄荷八分 芙蓉叶三钱

【主治】打扑伤眼肿胀。

【用法】为细末，用生地黄一两，酒浸捣绞汁，入鸡子清一枚，白蜜半两，同调，贴太阳穴及眼胞上。（《张氏医通·卷十五·目门》）

## 十九、 痘疹余毒证方

### 决明散

【组成】草决明 赤芍药 甘草炙 天花粉各等份

【主治】痘疮入目。

【用法】为散，入麝香少许，三岁儿一钱五分，米泔调，食后服，以愈为度。（《张氏医通·卷十五·目门》）

### 密蒙散

【组成】密蒙花 青葙子 决明子 车前子各等份

【主治】小儿痘疹，热毒入目。

【用法】为散，每服一二钱，日用生羊肝一片，竹刀切开，掺药末麻扎，湿纸裹煨，空心食之，以愈为度。（《张氏医通·卷十五·目门》）

## 谷精散

【组成】谷精草　猪蹄退酥炙，另为末　蝉蜕　白菊花去蒂，各等份

【主治】斑疮入目生翳。

【用法】为散，每服二三钱，食后米泔煎汤调服。（《张氏医通·卷十五·目门》）

## 神功散

【组成】蛤粉　谷精草各一两　羌活　蝉蜕各五钱　绿豆皮四钱

【主治】痘入目生翳。

【用法】为散，每服二三钱至四钱，以猪肝一片，批开入药末，线扎煮熟，不拘时与汁同服。（《张氏医通·卷十五·目门》）

## 羚羊散

【组成】羚羊角屑一两　黄芪　黄芩　草决明　车前子　升麻　防风　大黄　芒硝各五钱

【主治】痘后余毒，攻目生翳。

【用法】为散，每服二三钱，水煎，食后服。（《张氏医通·卷十五·目门》）

## 决明鸡肝散

【组成】决明子晒燥，为极细末，勿见火　骟鸡肝生者，不落水

【主治】小儿疳积害眼，及一切童稚翳障。

【用法】上将鸡肝捣烂，和决明末，小儿一钱，大者二钱，研匀同酒酿一杯，饭上蒸服。

【加减】如目昏无翳，腹胀如鼓，用芜荑末一钱，同鸡肝酒酿顿服；翳障腹胀，用鸡内金、芜荑、决明末，同鸡肝酒酿顿服；若小便如泔者，用黄蜡同鸡肝酒酿顿服；风热翳障，加白蒺藜一钱，轻者数服，重者三十服，剧者四五十服，无不愈也，或用生骟鸡肝研糊丸服亦可。

【备注】又方：火硝一两，朱砂三钱。上二味，为末，每服四

分，用不落水雄鸡肝一个，竹刀剖开，入药扎好，同酒酿半盏，饭上蒸熟，空腹服之，轻者一料，重者不过二三料，则翳膜推去半边而退也。（《张氏医通·卷十五·目门》）

### 煮肝散

【组成】夜明砂<sub>淘净</sub>　青蛤粉<sub>即蚌壳灰</sub>　谷精草<sub>各一两</sub>

【主治】雀目羞明，疳眼翳膜。

【用法】为散，每服三钱，以猪肝竹刀批开，勿犯铁，摊药在内，麻线缠定，米泔水一碗煮肝至熟，取出，汤倾碗内熏眼，肝分三次细嚼，用煮肝汤热下，一日服之。（《张氏医通·卷十五·目门》）

# 第二节　耳疾常用方剂

## 一、耳聋方

### 姜蝎散

【组成】全蝎<sub>四十九个，去螯，滚水泡去咸，以糯米三合放瓦上铺平，将蝎焙黄去米，又切生姜四十九片置蝎，再焙至姜焦为度去姜</sub>

【主治】肾虚气塞耳聋。

【用法】为细末，三五日前，每日先服黑锡丹一服，临服药时，夜饭半饥，随其酒量，勿令大醉服。服已，熟睡勿叫醒，令人轻轻唤，如不听得，浓煎葱白汤一碗令饮，五更耳中闻百十攒笙响，自此得闻。（《张氏医通·卷十五·耳门》）

### 烧肾散

【组成】磁石<sub>赤醋煅淬，飞，净一两</sub>　附子<sub>一枚，炮，去皮脐</sub>　蜀椒<sub>炒去汗，取椒红半两</sub>　巴戟肉<sub>一两，《宝鉴》无</sub>

【主治】肾虚耳聋。

【用法】为散，每服一钱，用猪肾一枚，去筋膜细切，葱白盐

花和匀，裹十重湿纸，于糖灰中煨熟，空心细嚼，温酒送下，以粥压之，十日效。(《张氏医通·卷十五·耳门》)

## 通神散

【组成】全蝎炮　地龙　蜣螂各三枚　明矾生半枯半　雄黄各五分　麝香一分

【主治】耳聋。

【用法】为散，每用少许，葱白蘸药，引入耳中，闭气面壁坐一时许，三日一次。(《张氏医通·卷十五·耳门》)

## 蓖麻丸

【组成】蓖麻仁二十一粒　皂角煨，取肉，五分　地龙大者，二条　全蝎二个　远志肉　磁石煅，水飞　乳香各二钱　麝香少许

【主治】久聋。

【用法】为末，熔黄腊为丸，塞耳中。(《张氏医通·卷十五·耳门》)

## 益气聪明汤

【组成】黄芪蜜酒炙，三钱至七钱　人参三钱至一两　甘草炙，一钱　升麻　葛根各一钱　蔓荆子三钱　芍药　酒黄柏各一钱

【主治】气虚目暗生翳，耳聋耳鸣。

【用法】水煎，去滓服。

【按语】此保元汤合升麻汤，加蔓荆子以治其上，黄柏以治其下也。(《张氏医通·卷十六·祖方》)

## 神效黄芪汤

【组成】黄芪蜜酒炙，二钱　人参　甘草炙，各一钱　白芍一钱　蔓荆子二分　橘皮五分

【主治】气虚耳目不明。

【用法】水煎，去滓服。

【按语】耳目之患，气虚而阴火上乘者，宜益气聪明汤；无阴火者，宜神效黄芪，用者审之。(《张氏医通·卷十六·祖方》)

## 二、耳鸣方

### 桂辛散

【组成】辣桂　川芎　当归　石菖蒲　木通　麻黄去节，另为末，各一两　细辛　木香一作全蝎　甘草炙，各五钱　白蒺藜　南星　白芷各两半

【主治】风虚耳鸣。

【用法】为散，每服四钱，加葱白一茎，苏叶五片，水煎去滓，食前服。(《张氏医通·卷十五·耳门》)

【备注】一方，加全蝎去毒三钱。(《张氏医通·卷十五·耳门》)

### 黄芪丸

【组成】黄芪酒炒　白蒺藜炒去刺　羌活各一两　生附子一枚，去皮脐

【主治】肾风耳鸣及痒。

【用法】为末，用羖羊肾一对，去脂膜勿犯铁，酒煮捣烂绞汁糊丸，梧子大，空心盐汤，临卧温酒下五十丸。(《张氏医通·卷十五·耳门》)

### 四生散

【组成】白附子　黄芪　独活　白蒺藜各等份

【主治】肾风上攻，耳中鸣痒，目痒昏花。

【用法】为散，每服二钱，用猪肾批开入药，湿纸裹煨熟，稍入盐花，细嚼温酒送下。(《张氏医通·卷十五·目门》)

### 小安肾丸

【组成】香附童便制，二两　川乌头炮净，一两　藿香青盐微焙，三两　川椒去闭口者，炒，一两　熟地黄四两　川楝子酒蒸，取肉，三钱

【主治】风寒袭于肾经，下体沉重，夜多小便，耳鸣歧视，牙

龈动摇出血，小腹寒疝作痛。

【用法】酒糊丸，梧子大，空心盐汤，临卧温酒，各服三钱。（《张氏医通·卷十四·衄血门》）

### 三、 耳肿痛方

#### 犀角饮子

【组成】犀角屑　木通　石菖蒲　甘菊　黑参　赤芍　赤小豆炒　甘草炙，各三钱　生姜三片

【主治】风热上壅，耳内蕈肿，胀痛流脓。

【用法】水煎，不拘时热服。（《张氏医通·卷十五·耳门》）

### 四、 耳中痒方

#### 四生散

【组成】白附子　黄芪　独活　白蒺藜各等份

【主治】肾风上攻，耳中鸣痒，目痒昏花。

【用法】为散，每服二钱，用猪肾批开入药，湿纸裹煨熟，稍入盐花，细嚼温酒送下。（《张氏医通·卷十五·目门》）

#### 栀子清肝散

【组成】柴胡　栀子炒黑　牡丹皮各一两　茯苓　川芎　白芍　当归　牛蒡子　甘草炙，各五钱

【主治】寒热胁痛，耳内作痒生疮。

【用法】为散，每服五钱，水煎去滓，半饥热服。（《张氏医通·卷十五·耳门》）

# 第三节　鼻疾常用方剂

### 一、 鼻齄方

#### 穹䓖散

【组成】川芎　槟榔　辣桂　麻黄　防己　木通　细辛　石菖

蒲　白芷<sub>各一两</sub>　木香　川椒　甘草<sub>炙，各半两</sub>

【主治】鼻齆。

【主治】为散，每服三四钱，生姜三片，苏叶一撮，水煎，去滓热服。(《张氏医通·卷十五·鼻门》)

### 《千金》搐鼻法

【组成】通草　细辛　附子

【主治】鼻齆。

【用法】上三味，等份为末，蜜和，绵裹少许纳鼻中。

【备注】又方，加甘遂，用白雄犬胆丸，取涕瘥。(《张氏医通·卷十五·鼻门》)

### 二、鼻息肉方

### 《千金》矾石藜芦散

【组成】矾石　藜芦<sub>各六铢</sub>　瓜蒂<sub>二七枚</sub>　附子<sub>十二铢</sub>

【主治】齆鼻，鼻中息肉不得息。

【用法】上四味，各捣筛合和，以小竹管吹药如小豆许于鼻孔中，以绵絮塞之。日再，以愈为度。(《张氏医通·卷十五·鼻门》)

### 三、鼻疮方

### 甘露饮 《局方》

【组成】天门冬<sub>去心</sub>　麦门冬<sub>去心</sub>　生地黄　熟地黄　茵陈　枳壳　黄芩　石斛　甘草　枇杷叶<sub>各等份</sub>

【主治】胃中客热烦躁，口鼻咽疮，舌疮，牙宣口臭。

【用法】每服二钱，水一盏，煎至七分，去滓温服，食后，临卧。小儿一服分两服，仍量岁数加减与之。(《张氏医通·卷十六·祖方》)

### 四、鼻衄方

### 犀角地黄汤 《千金》

【组成】犀角　生地黄<sub>酒浸，另捣</sub>　牡丹皮　赤芍<sub>各等份</sub>

【主治】伤寒温病，一应发汗而不得汗，内蓄血及鼻衄吐血不尽，内余瘀血，大便血，面黄，或中脘作痛。

**【用法】** 上四味，水煎去滓，入地黄，再煎数沸，滤清服。喜忘如狂，加大黄、黄芩；脉大来迟，腹不满而自言满者，加当归、肉桂；吐衄，加藕汁、扁柏、童便。(《张氏医通·卷十三专方·伤寒门》)

### 五、 鼻塞方

#### 辛夷散

**【组成】** 辛夷仁一两　细辛三钱　藁本七钱　升麻　川芎　白芷　木通　防风　甘草炙，各五钱

**【主治】** 鼻塞不闻香臭，涕出不止。

**【用法】** 为散，每服二钱，食后茶清调服。(《张氏医通·卷十五·鼻门》)

#### 《千金》通草辛夷搐鼻法

**【组成】** 通草　辛夷各钱半　细辛　甘遂　桂心　芎劳　附子各一钱

**【主治】** 鼻塞脑冷清涕出。

**【用法】** 上七味，为末，蜜丸，绵裹纳鼻中。(《张氏医通·卷十五·鼻门》)

#### 瓜蒂散

**【组成】** 瓜蒂一分，熬　赤小豆二分

**【主治】** 寒痰结于膈上，及湿热头重鼻塞。

**【用法】** 上二味，各别捣筛为散已，合治之。取一钱匙，以香豉一合，用热汤七合，煮作稀糜，去滓，取汁和散，温顿服之。不吐者少少加，得快吐乃止。(《张氏医通·卷十三专方·痰饮门》)

#### 丽泽通气汤

**【组成】** 羌活　独活　防风　苍术去皮切，并麻油拌炒　升麻　葛根各八分　麻黄连节，四分　川椒五分　白芷一钱　黄芪钱半　甘草炙，

七分　生姜三片　大枣擘，二枚　葱白三寸

【主治】久风鼻塞。

【用法】水煎，食远服。冬月，倍麻黄加细辛三分；夏月，去独活加石膏三钱。忌一切冷物，及风凉处坐卧。(《张氏医通·卷十五·鼻门》)

### 金沸草散

【组成】旋覆花即金沸草　麻黄去节，蜜制　前胡各七分　荆芥穗　半夏　甘草炙　芍药各五分　生姜三片　大枣擘，一枚

【主治】肺感风寒，咳嗽鼻塞声重。

【用法】水煎，去滓滤清，温服。(《张氏医通·卷十三·咳嗽门》)

# 第四节　口疾常用方剂

## 一、口甘方

### 兰香饮子

【组成】石膏生用，碎，八钱　知母三钱　甘草炙，一钱　人参　生甘草　兰香俗名香草　防风　升麻　桔梗　连翘　半夏　白豆蔻各二钱

【主治】消中能食而瘦，大渴便秘，或脾液上乘口甘者。

【用法】水煎，去滓服。

【按语】消中为脾胃积热，故东垣本人参白虎而立兰香饮子，《内经》所谓治之以兰，除陈气也。但方中防风、半夏、豆蔻、升麻，未免过于辛燥，宜不去此加入麦冬、五味以滋化源，佐白虎以化胃热，兰香以除陈气，与归脾汤中用木香之意不殊。或于竹叶石膏汤中，加知母、兰香尤妥。(《张氏医通·卷十六·祖方》)

## 二、口苦方

### 龙胆泻肝汤

【组成】柴胡梢　泽泻各钱半　车前　木通　当归梢　草龙胆各

八分　生地黄二钱　生姜三片

【主治】肝经湿热，腋胁满痛，口苦，小便赤涩。

【用法】水煎，食远热服，更以美膳压之。

【按语】此本导赤散加柴胡、胆草之属入肝，以泻湿热也。

（《张氏医通·卷十四·胁痛门》）

## 小柴胡汤 《玉函》,《千金》名黄龙汤

【组成】柴胡三钱　黄芩　人参　甘草炙,各一钱　半夏二钱　生姜五片　大枣四枚

【主治】少阳受邪，往来寒热，胁痛而呕，口苦，咽干，目眩，脉弦。

【用法】水煎，去滓，温服。

【按语】治伤寒有五法，曰汗、曰吐、曰下、曰温、曰和，皆一定之法。而少阳例中小柴胡汤，专一和解表里，少阳为阴阳交界，邪传至此，已渐向里，故用柴胡升发其邪，使从外解，即以人参挡截于中，不令内犯，更以半夏、黄芩清解在里之热痰，生姜、大枣并祛在表之邪气，又须甘草协辅参、柴，共襄匡正辟邪之功，真不易之法，无容拟议者也。其方后加减，乃法中之法，定而不移。至于邪气犯本，胆府受病，而加龙骨、牡蛎；丸药误下，而加芒硝；屡下不解，引邪入里，心下急，郁郁微烦，而用大柴胡，为法外之法，变通无定，不可思议者也。独怪世医用小柴胡，一概除去人参，且必加枳、桔耗气之品，此非法之法，习俗相承，匿于横议者也。何怪乎道艺日卑，风斯日下哉！（《张氏医通·卷十六·祖方》）

## 三、 口酸方

## 左金丸

【组成】川黄连六两　吴茱萸拣去闭口者,取净,一两,同黄连煎干

【主治】肝经郁热，吐酸绿青黄水。

【用法】为细末，米饮糊丸梧子大，每服四五十丸，空心，白

术陈皮汤或加味逍遥散作汤送下。(《张氏医通·卷十六·祖方》)

## 四、口疮方

### 凉膈散

【组成】大黄<sub>酒浸，二两</sub> 芒硝<sub>一两</sub> 甘草<sub>炙，六钱</sub> 连翘<sub>一两</sub> 黄芩<sub>一两</sub> 山栀<sub>八钱</sub> 薄荷<sub>七钱</sub>

【主治】温热时行，表里实热，及心火亢盛，目赤便秘，口舌生疮，咽喉肿痛，胃热发斑。

【用法】为散，每服四五钱，加竹叶十五片。水煎温，日三夜二服，得下热退为度。

【按语】世本无竹叶，有姜一片，枣一枚，葱白一茎。硝、黄得枳、朴之重着，则下热承之而顺下，得芩、栀、翘、薄之轻扬，则上热抑之而下清。此承气、凉膈之所攸分也。用甘草者，即调胃承气之义也。《局方》专主温热时行，故用竹叶。若治感冒之证，从世本用葱白、姜、枣可也。(《张氏医通·卷十六·祖方》)

### 甘露饮 《局方》

【组成】天门冬<sub>去心</sub> 麦门冬<sub>去心</sub> 生地黄 熟地黄 茵陈 枳壳 黄芩 石斛 甘草 枇杷叶<sub>各等份</sub>

【主治】胃中客热烦躁，口鼻咽疮，舌疮，牙宣口臭。

【用法】每服二钱，水一盏，煎至七分，去滓温服，食后，临卧。小儿一服分两服，仍量岁数加减与之。(《张氏医通·卷十六·祖方》)

### 马鸣散

【组成】人中白<sub>煅，一钱</sub> 蚕蜕纸<sub>如无，以僵蚕代之</sub> 五倍子<sub>生半煅半</sub> 白矾<sub>生半枯半</sub> 硼砂<sub>生半煅半，各五分</sub>

【主治】口舌生疮，痘后疳烂。

【用法】上药为散，先以青布蘸水拭净，用鹅翎管吹口中患处。(《张氏医通·卷十五·婴儿门上》)

### 泻黄散

【组成】藿香叶七钱　山栀姜汁炒黑,一两　甘草生炙,各半两　石膏煨,一两　防风八钱

【主治】胃热口臭,口疮,烦渴引饮,吐弄舌。

【用法】为散,每服四五钱,水煎去滓,入生白蜜少许调服。(《张氏医通·卷十四·疠风门》)

### 五、 口臭方

### 甘露饮《局方》

【组成】天门冬去心　麦门冬去心　生地黄　熟地黄　茵陈　枳壳　黄芩　石斛　甘草　枇杷叶各等份

【主治】胃中客热烦躁,口鼻咽疮,舌疮,牙宣口臭。

【用法】每服二钱,水一盏,煎至七分,去滓温服,食后,临卧。小儿一服分两服,仍量岁数加减与之。(《张氏医通·卷十六·祖方》)

### 泻黄散

【组成】藿香叶七钱　山栀姜汁炒黑,一两　甘草生炙,各半两　石膏煨,一两　防风八钱

【主治】胃热口臭,口疮,烦渴引饮,吐弄舌。

【用法】为散,每服四五钱,水煎去滓,入生白蜜少许调服。(《张氏医通·卷十四·疠风门》)

## 第五节　齿疾常用方剂

### 一、 牙齿痛方

### 茵陈散

【组成】茵陈　连翘　荆芥　麻黄　升麻　羌活　薄荷　僵蚕各五钱　细辛二钱半　大黄　牵牛头末各一两

【主治】齿龈赤肿疼痛，及骨槽风热。

【用法】为散，每服三钱。先以水一盏，煎沸入药搅之，急倾出，食后和滓热服。

【备注】世本多半夏、黄芩、射干、独活、丹皮。（《张氏医通·卷十五·齿门》）

## 当归龙胆散

【组成】升麻　麻黄　生地黄　当归梢　白芷　草豆蔻　草龙胆　黄连　羊胫骨灰等份

【主治】齿痛，寒热身疼。

【用法】为散，每用少许，擦牙疼处，良久有涎吐去。（《张氏医通·卷十五·齿门》）

## 清胃散

【组成】生地黄四钱　升麻钱半　牡丹皮五钱　当归　川连酒蒸，各三钱

【主治】胃中蕴热，中脘作痛，痛后火气发泄，必作寒热乃止；及齿龈肿痛出血，痛引头脑。

【用法】为散，分三服。水煎去滓，细细呷之，半日再服。

【按语】犀角地黄汤专为散瘀为主，故用犀、芍，此则开提胃气；故用升、连，其后加味清胃，则兼二方之制，但少芍药耳。（《张氏医通·卷十四·衄血门》）

## 羌活附子汤

【组成】麻黄一钱　黄芪二钱　苍术制，五分　羌活七分　防风　升麻　炙甘草各三分　生附子一钱　白芷　僵蚕　黄柏酒炒，各五分

【主治】大寒犯脑厥逆，头痛，齿亦痛。

【用法】水煎去滓，食后温服。

【加减】有嗽，加佛耳草五分。（《张氏医通·卷十四·头痛门》）

## 犀角升麻汤

【组成】犀角镑，三钱　升麻一钱五分　防风　羌活各一钱二分　白芷　黄芩　白附子各六分　甘草炙，四分

【主治】风热头面肿痛，齿龈肿痛，焮赤腮颊，颊上如糊，咽喉不利。

【用法】水煎，食远温服。（《张氏医通·卷十三专方·中风门》）

## 长春牢牙散

【组成】升麻　川芎　细辛　白蒺藜　甘松　丁香　五倍子　皂矾　青盐各半两　诃子肉　没石子各三钱　麝香五分

【主治】乌须发，去牙风，除口气。

【用法】为散，早暮擦牙，次以水漱，吐出洗髭须。（《张氏医通·卷十五·齿门》）

### 二、 龋蛀方

## 桃核承气汤《玉函》，即桃仁承气汤

【组成】大黄生用，四两　芒硝二两　甘草二两　桃仁去皮尖，五十个　桂枝二两

【主治】热结膀胱如狂，阳明蓄血之龋蛀。

【用法】水煎，去滓服。（《张氏医通·卷十六·祖方》）

### 三、 牙齿动摇方

## 还少丹

【组成】杜仲盐水炒　川牛膝酒浸焙　巴戟天　山茱萸肉　肉苁蓉酒浸，去腐　白茯苓各二两　远志肉甘草制　五味子　楮实子各二两　干山药　枸杞子　熟地黄各四两　石菖蒲　茴香盐水炒，各一两

【主治】老人心脾肾三经，精血不足，精髓不固，牙浮而痛。

【用法】炼白蜜同红枣肉为丸，梧子大，每服五七十丸，清晨盐汤，卧时温酒送下。

【加减】精滑，去牛膝加续断二两，即打老儿丸。（《张氏医通·卷十四·遗精门》）

## 甘露饮《局方》

【组成】天门冬去心 麦门冬去心 生地黄 熟地黄 茵陈 枳壳 黄芩 石斛 甘草 枇杷叶各等份

【主治】胃中客热烦躁，口鼻咽疮，舌疮，牙宣口臭。

【用法】每服二钱，水一盏，煎至七分，去滓温服，食后，临卧。小儿一服分两服，仍量岁数加减与之。（《张氏医通·卷十六·祖方》）

## 乌金散

【组成】生姜半斤，捣取自然汁，留滓待用 生地黄一斤，酒浸一宿捣汁，留滓待用 皂荚不蛀者，十梃，刮去黑皮，将前二汁和蘸皂荚，文火炙干，再蘸再炙，汁尽为度

【主治】牙齿动摇，须发黄赤，用此即齿牢发黑。

【用法】上将皂荚同地黄滓，入瓷罐内煅存性为末。牙齿初摇，用药擦龈。（《张氏医通·卷十五·齿门》）

## 五倍子散

【组成】川五倍为末 干地龙微焙为末，等份

【主治】牙齿为物所伤，动摇欲落。

【用法】先将生姜擦牙龈，后以药敷之，七日不得嚼硬物，用骨碎补浓煎，时时漱之。如齿初伤欲落时，以膏擦药贴齿槽中至齿上，即牢如故。（《张氏医通·卷十五·齿门》）

## 四、齿衄方

## 小安肾丸

【组成】香附童便制，二两 川乌头炮净，一两 蘹香青盐微焙，三两 川椒去闭口者，炒，一两 熟地黄四两 川楝子酒蒸取肉，三钱

【**主治**】风寒袭于肾经，下体沉重，夜多小便，耳鸣歧视，牙龈动摇出血，小腹寒疝作痛。

【**用法**】酒糊丸，梧子大，空心盐汤，临卧温酒，各服三钱。（《张氏医通·卷十四·衄血门》）

## 清胃散

【**组成**】生地黄四钱　升麻钱半　牡丹皮五钱　当归　川连酒蒸，各三钱

【**主治**】胃中蕴热，中脘作痛，痛后火气发泄，必作寒热乃止；及齿龈肿痛出血，痛引头脑。

【**用法**】为散，分三服。水煎去滓，细细呷之，半日再服。

【**按语**】犀角地黄汤专为散瘀为主，故用犀、芍，此则开提胃气，故用升、连，其后加味清胃，则兼二方之制，但少芍药耳。（《张氏医通·卷十四·衄血门》）

# 第六节　唇疾常用方剂

## 一、茧唇方

### 柴胡清肝散

【**组成**】柴胡三钱　黄芩　人参　甘草炙，各一钱　山栀　川芎　连翘各二钱　桔梗一钱

【**主治**】怒火憎寒发热，唇肿裂，肝胆风热疮疡。

【**用法**】水煎，去滓，温服。（《张氏医通·卷十六·祖方》）

## 二、唇青方

### 养正丹《局方》

【**组成**】水银　黑锡与水银结成砂子　硫黄研　朱砂飞，各一两，净

【**主治**】上盛下虚，气不升降，元阳亏损，气短身羸，及中风痰盛涎潮不省人事，伤寒阴盛自汗唇青，妇人血海久冷。

【用法】用铁铫熔化黑锡入水银，将柳木槌搅，次下朱砂，搅令不见星子，下少时，方入硫黄末，急搅成汁，和匀，如有焰以醋洒之。候冷取出研细，煮糯米糊丸，绿豆大，每服十五丸至三十丸，盐汤或枣汤、人参汤任下；或丸如芡实，囫囵服一丸，得睡勿惊觉。(《张氏医通·卷十六·祖方》)

# 第七节 咽喉疾病常用方剂

## 一、喉痹方

### 硼砂丹

【组成】硼砂生研　白矾生研，各一钱　西牛黄　人爪甲焙脆研，各一分

【主治】缠喉风，风热喉痹。

【用法】为极细末，以烂白霜梅肉三钱，研糊分作四丸噙化，取涌顽痰立效。(《张氏医通·卷十五·咽喉门》)

### 乌龙膏

【组成】皂荚二梃，去皮弦子，捶碎，滚水三升泡一时许，摄汁去滓，砂锅内熬成膏，入好酒一合搅令稠，入下项药　百草霜　焰硝　硼砂　人参另为极细末，各一钱

【主治】一切缠喉急证。

【用法】上四味拌匀，入白霜梅肉一钱细研，入皂荚膏内，以少许鸡翎点喉中，涌尽顽痰，却嚼甘草二寸，咽汁吞津；若木舌，先用青布蘸水揩之，然后用药。(《张氏医通·卷十五·咽喉门》)

### 凉膈散

【组成】大黄酒浸，二两　芒硝一两　甘草炙，六钱　连翘一两　黄芩一两　山栀八钱　薄荷七钱

【主治】温热时行，表里实热，及心火亢盛，目赤便秘，口舌

生疮，咽喉肿痛，胃热发斑。

【用法】为散，每服四五钱，加竹叶十五片。水煎温，日三夜二服，得下热退为度。（《张氏医通·卷十六·祖方》）

【按语】世本无竹叶，有姜一片，枣一枚，葱白一茎。硝、黄得枳、朴之重着，则下热承之而顺下，得芩、栀、翘、薄之轻扬，则上热抑之而下清。此承气、凉膈之所攸分也。用甘草者，即调胃承气之义也。《局方》专主温热时行，故用竹叶。若治感冒之证，从世本用葱白、姜、枣可也。（《张氏医通·卷十六·祖方》）

## 《本事》利膈汤

【组成】薄荷叶　荆芥穗　防风　桔梗　人参　牛蒡子　甘草各等份

【主治】脾肺积热，咽喉生疮。

【用法】水煎，不拘时缓缓服。

【加减】如口疮甚而多痰声者，加僵蚕；壮热脉实，去人参加黑参、犀角、山豆根。（《张氏医通·卷十五·咽喉门》）

## 甘露饮《局方》

【组成】天门冬去心　麦门冬去心　生地黄　熟地黄　茵陈　枳壳　黄芩　石斛　甘草　枇杷叶各等份

【主治】胃中客热烦躁，口鼻咽疮，舌疮，牙宣口臭。

【用法】每服二钱，水一盏，煎至七分，去滓温服，食后，临卧。小儿一服分两服，仍量岁数加减与之。（《张氏医通·卷十六·祖方》）

## 半夏厚朴汤《金匮》即四七汤

【组成】半夏姜制，二钱半　茯苓钱半　紫苏　厚朴各一钱　生姜三片

【主治】气结成疾，状如破絮，或如梅核，结在咽喉，咯不出咽不下，中脘痞满，气郁不舒，恶心呕逆，一切郁证初起属实者。

【用法】水煎，去滓温服。

【备注】一方有红枣五枚。(《张氏医通·卷十六·祖方》)

## 犀角升麻汤

【组成】犀角镑，三钱 升麻一钱五分 防风 羌活各一钱二分 白芷 黄芩 白附子各六分 甘草炙，四分

【主治】风热头面肿痛，齿龈肿痛，焮赤腮颊，颊上如糊，咽喉不利。

【用法】水煎，食远温服。(《张氏医通·卷十三·中风门》)

### 二、 咽喉干痛方

## 小柴胡汤 《玉函》，《千金》名黄龙汤

【组成】柴胡三钱 黄芩 人参 甘草炙，各一钱 半夏二钱 生姜五片 大枣四枚

【主治】少阳受邪，往来寒热，胁痛而呕，口苦，咽干，目眩，脉弦。

【用法】水煎，去滓，温服。

【按语】治伤寒有五法，曰汗、曰吐、曰下、曰温、曰和，皆一定之法。而少阳例中小柴胡汤，专一和解表里，少阳为阴阳交界，邪传至此，已渐向里，故用柴胡升发其邪，使从外解，即以人参挡截于中，不令内犯，更以半夏、黄芩清解在里之热痰，生姜、大枣并祛在表之邪气，又须甘草协辅参、柴，共襄匡正辟邪之功，真不易之法，无容拟议者也。其方后加减，乃法中之法，定而不移。至于邪气犯本，胆府受病，而加龙骨、牡蛎；丸药误下，而加芒硝；屡下不解，引邪入里，心下急，郁郁微烦，而用大柴胡，为法外之法，变通无定，不可思议者也。独怪世医用小柴胡，一概除去人参，且必加枳、桔耗气之品，此非法之法，习俗相承，匿于横议者也。何怪乎道艺日卑，风斯日下哉！(《张氏医通·卷十六·祖方》)

## 桔梗汤 《玉函》

**【组成】** 桔梗　甘草各三钱

**【主治】** 冬时伏邪，发于少阴，咽痛不瘥，及风热肺气不行，喘嗽喉中介介如梗状，肺痿肺痈初起，并得服之。

**【用法】** 上二味，水煎，缓缓服之。(《张氏医通·卷十六·祖方》)

# 第十一章

# 五官科疾病常用药物

## 第一节　目疾常用药物

### 决明子

炒研用。

【性味】咸，平，无毒。《别录》云：苦甘微寒，无毒。

【主治】《本经》主青盲目淫，肤赤白膜，眼赤痛泪出，久服益精光，轻身。

【发明】《相感志》言：园中种决明，蛇不敢入。丹溪言：决明解蛇毒，本此入药，明目。《本经》治青盲目淫，眼赤泪出，取其苦寒清热也。以水调末涂肿毒，贴心止鼻衄，贴太阳穴治头疼，作枕治头风。《别录》疗口青是主肝经蓄热之验也。不宜久服，久服令人患风伐肝，搜风太过，反招风热也。《本经》言久服益精光，轻身，是指目疾人肝热内滞者而言。若脾虚血弱者，过用虚风内扰，在所必致耳。(《本经逢原·卷二·隰草部》)

### 谷精草

【性味】辛温，无毒。

【发明】谷精草性体轻浮，能入阳明分野，治目中诸痛甚良，而去翳尤为专药，明目退翳之功在菊花之上，痘后生翳亦用之。此草兔性喜食，故目疾家专用，与望月砂功用不殊。(《本经逢原·卷二·隰草部》)

## 青葙

即鸡冠花。

【性味】苦，微寒，无毒。

【主治】《本经》主邪气，皮肤中热，风瘙身痒，杀三虫。子治唇口青。

【发明】青葙子治风热目疾，与决明子同功。《本经》虽不言治目疾，而主唇口青，为足厥阴经药。其明目之功可推，其治风瘙身痒、皮肤中热，以能散厥阴经中血脉之风热也。(《本经逢原·卷二·隰草部》)

## 密蒙花

嗅之即嚏者真，拣净酒浸一宿，漉出晒干用。

【性味】甘，平，微寒，无毒。

【发明】密蒙入肝经血分，润肝燥，为搜风散结，目疾之专药。治青盲昏翳，赤肿多眵泪，消目中赤脉及小儿痘疮余毒，疳气攻眼宜之。(《本经逢原·卷三·灌木部》)

## 石胡荽

即天胡荽，俗名鹅不食草，又名鸡肠草。汁制砒石、雄黄。

【性味】辛温，无毒。

【发明】鹅不食草气温而升，味辛而散，故能透达巅顶。人但知其搐鼻通而落息肉，不知其治头痛之功最捷，而除翳之功更奇，按塞鼻中翳膜自落，故碧云散用以取嚏，则浊气宣通而翳自除，是昔人以开锅盖法喻之。(《本经逢原·卷二·石草部》)

## 炉甘石

【性味】甘，温，无毒。

【发明】炉甘石得金银之气而成，专入阳明经而燥湿热，目病为要药。时珍常用炉甘石（煅飞）、海螵蛸、硼砂等份，为细末，点诸目病皆妙。又煅过水飞，丸如弹圆，多攒簪孔烧赤，煎黄连汁，淬数次，点眼皮湿烂及阴囊肿湿，其功最捷。（《本经逢原·卷一·石部》）

## 空青

【性味】甘，酸，大寒，无毒。

【主治】《本经》主青盲耳聋，明目，利九窍，通血脉，养精神，益肝气，久服轻身延年。

【发明】空青感铜之精气而结，故专入肝明目。

《本经》主耳目九窍诸病，皆通血脉，养精神，益肝气之力也。久服轻身延年者，铜性善涤垢秽，垢秽去而气血清纯，毋伐天和矣。

时珍曰：空青与绿青皆生益州及越嵩山有铜处。东方甲乙是生肝胆，其气之清者为肝血，其精英为胆汁，开窍于目。血者，五脏之英，皆因而注之为神。胆汁充则目明，减则目昏。铜亦青阳之气所生，其气之清者为绿，犹肝血也，其精英为空青之浆，犹胆汁也，其为治目神药。盖亦以类相感耳。但世罕得真，医亦罕识。以故俗谚云"天下有空青，人间无瞽目"之说。不知此虽贵品，铜官始兴，凉州、高平、饶信等处亦皆有。出铜坎者，铜质隐隐内涵空绿。生金穴者，金星粲粲内涵空青，总取得肝胆之精灵，通空窍之风气也。

予尝以此验之。考之张果《玉洞要诀》云：空青似杨梅，受赤金之精，甲乙阴灵之气，近泉而生，故能含润，然必新从坎中出者，则钻破中有水，若出矿日久则干如珠矣，安有藏久不干之理。近世必以中空涵浆者为真，若尔则当名空浆，不当名空青矣。但须验其中空，内有青绿如珠者，即真空青。急不可得，绿青可以代用，活法在人，可执一乎。（《本经逢原·卷一·石部》）

## 石燕

【性味】甘，寒，无毒。

【发明】石燕出祁阳西北江畔沙滩上，形似蚶而小坚，重于石。俗云：因雷雨则自石穴中出，随雨飞堕者，妄也。其性寒凉，乃利窍行湿热之物，故能疗眼目障翳，磨水不时点之。热淋煮汁饮之。妇人难产，两手各执一枚即下，然不若磨汁饮之，仅似有理。（《本经逢原·卷一·石部》）

## 戎盐

一名石盐，俗名青盐，与光明盐同类。

【性味】咸，寒，无毒。

【主治】《本经》主明目，目痛，益气，坚筋骨，去毒蛊。

【发明】戎盐禀至阴之气凝结而成，不经煎炼，生涯浃之阴，功专走血入肾，治目中瘀赤昏涩。

《金匮》茯苓戎盐汤治小便不通，取其补肾利膀胱也。又能固齿明目，治目痛。益气，坚筋骨，一皆补肾之力。

《本经》首主明目，目痛，是热淫于内，治以咸寒。又言去毒蛊者，咸能软坚，蛊毒邪气不能浮长矣。（《本经逢原·卷一·卤石部》）

## 矾石

明如硼砂起横棱者，名马齿矾，最胜。生用、煅用各随本方。生者多食，破人心肺。

【性味】酸，涩，微寒，无毒。

【主治】《本经》主寒热泄利，白沃阴蚀，恶疮，目痛，坚骨齿。

【发明】白矾专收湿热，固虚脱，故《本经》主寒热泄利。盖指利久不止，虚脱滑泄，因发寒热而言，其治白沃阴蚀恶疮，专取涤垢之用。用以洗之则治目痛，漱之则坚骨齿。

弘景曰：经云坚骨齿，诚为可疑，以其性专入骨，多用则损齿，少用则坚齿，齿乃骨之余也。为末，去鼻中息肉。其治气分之痰湿痈肿最捷。侯氏黑散用之，使药积腹中，以助悠久之功。故蜡矾丸以之为君，有人遍身生疮如蛇头，服此而愈。甄权生含咽津，治急喉痹，皆取其去秽之功也。若湿热方炽，积滞正多，误用收涩，为害不一。

岐伯言：久服伤人骨。凡阴虚咽痛，误认喉风，阴冷腹痛，误认臭毒，而用矾石必殆。（《本经逢原·卷一·卤石部》）

## 菊

野生者名苦薏，可捣涂痈肿疔毒，服之伤人脑。

【性味】黄者苦、甘、平，白者苦、辛、平，皆无毒。

【主治】《本经》主诸风头眩肿痛，目欲脱泪出，皮肤死肌，恶风湿痹，久服利血气，轻身耐老，延年。

【发明】菊得金水之精英，补水以制火，益金以平木，为去风热之要药。故《本经》专主头目风热诸病，取其味甘气清，有补阴养目之功。盖益金则肝木平而风自息，补水则心火制而热自除矣。其治恶风湿痹者，以其能清利血脉之邪，而痹湿得以开泄也。又黄者入金水阴分，白者入金水阳分，紫者入妇人血分。观《金匮》侯氏黑、《千金》秦艽散，俱用菊花为君，时珍所谓治诸头目，其旨深矣。近有一种从番舶来六月开花，但有正黄而无间色，岂特黄州独瓣为异哉？（《本经逢原·卷二·隰草部》）

## 菥蓂子

又名荠菜。

【性味】辛，微温，无毒。

【主治】《本经》明目，治目痛泪出，除痹，补五脏，益精光。

【发明】菥蓂即荠之大而有毛者，与荠之性不甚相远。其子专于明目，《千金》治目暗去翳方用之，亦治目中胬肉，捣筛为末，夜夜点之，久久其膜自落。甄权以荠治青盲不见物，补五脏不足。二荠之性，总不出《本经》主治也。（《本经逢原·卷三·菜部》）

## 菟丝子

《本经》名菟萝。酒煮捣烂作饼焙干用。

雷公曰：凡使勿用天碧草子真相似，只是味酸涩并黏也。菟丝最难得真，有人以子种出皆水犀草，今药肆所卖俱系此类，然服亦有微功，不似假石莲子之大苦大寒大伤胃气，伐人天元也。至贱之物尚尔，若此况珍贵之品，能无伪乎？

【性味】辛，甘，平，无毒。

【主治】《本经》续绝伤补不足，益气力，肥健人。

【发明】菟丝子去风明目，肝肾气分药也。其性味辛温质黏，与杜仲之壮筋暖腰膝无异，五味之中惟辛通四气，复兼四味。

经曰：肾苦燥，急食辛以润之。菟丝子、五味子之属是也。与辛香燥热之辛迥乎不同，此补脾肾肝三经要药。

《本经》言续绝伤补不足、益气力、肥健人者，三经俱实，而绝伤续，不足补，气力长，令人肥健矣。

其功专于益精髓，坚筋骨，止遗泄。主茎寒精出，溺有余沥，去膝胫酸软、老人肝肾气虚腰痛膝冷，合补骨脂、杜仲用之，诸经膜皆属于肝也。气虚瞳子无神者，以麦门冬佐之，蜜丸服效。凡阳强不痿，大便燥结，小水赤涩者勿用，以其性偏助阳也。（《本经逢原·卷二·蔓草部》）

## 槐花

温水涤去灰，焙香用。

【性味】苦，寒，无毒。

【发明】槐花苦凉，阳明、厥阴血分药也，故大小便血及目赤肿痛皆用之。目得血而能视，赤肿乃血热之病也。肠血、痔血同柏叶微炒为末，乌梅汤服。肠风脏毒，淘净炒香为末。肠风荆芥汤服，脏毒蘸猪脏日日服之。但性纯阴，阴寒无实火禁用。（《本经逢原·卷三·乔木部》）

## 秦皮

【性味】苦，微寒，无毒。

【主治】《本经》治风寒湿痹，洗洗寒气，除热，目中青翳白膜，久服头不白轻身。

【发明】秦皮浸水色青，气寒，性涩，肝胆药也。《本经》治风寒湿痹，取其苦燥也。又主青白翳障，取其苦降也。小儿惊痫，取其平木也。崩中带下，热痢下重，取其涩收也。老子云：天道贵啬。此服食之品，故《本经》有久服头不白，轻身之说。而仲景白头翁汤治热痢下重，以黄柏、黄连、秦皮同用，皆苦以坚之也。秦皮、黄连等份，治赤眼肿痛。又一味煎汤洗赤目甚效。其味最苦，胃虚少食者禁用。(《本经逢原·卷三·乔木部》)

## 蚕蜕

即马明退，即老蚕眠起所蜕皮，入药微炒用。今以出过蚕之纸为马明退，非也。

【性味】甘，平，无毒。

【发明】蚕非桑叶不生，得东方水气之全，故能治风病、血病。而蚕蜕治目中翳障，较之蝉蜕更捷，惜乎一时难觅。(《本经逢原·卷四·虫部》)

## 蝉蜕

去翅足用。

【性味】咸，甘，寒，无毒。

【发明】蝉蜕去翳膜，取其蜕义也。治皮肤疮疡、风热破伤风者，炒研一钱，酒服神效。痘后目翳，羊肝汤服三钱，则翳渐退。更主痘疮发痒。若气虚发痒，又当禁服。小儿夜啼，取蝉蜕四十九枚，去前截，用后截为末，分四服，钩藤汤服之即止，惊啼加朱砂二字。若用上截即复啼也。小儿惊痫夜啼，痫病寒热，并用蝉腹，取其利窍通声、去风豁痰之义，较蜕更捷。(《本经逢原·卷四·虫部》)

# 贝子

烧赤捣细如面，以清酒淘过用。白者入气分，紫者入血分，花者兼入血气。

**【性味】** 咸，平，小毒。

**【主治】** 《本经》主目翳、五癃，利水道，鬼疰虫毒，腹痛下血。

**【发明】** 贝生南海，云南极多，土人用为钱货交易。因其味咸软坚，故《本经》专主目翳，其治五癃等病，取咸润走血之力。《千金》脚气丸中用之，专取咸能破坚之意，虽数十年之疾，靡不克效，以其透入骨空、搜逐湿淫之气，和诸药蒸蒸作汗，次第而解也。古方点目用贝子粉入龙脑少许，有息肉加珍珠末吹点，亦入老翳诸方。紫贝治小儿斑疹、目翳，今人用以研纸谓之研蠃。大者曰珂，亦名马珂螺，治目消翳，去筋膜瞖肉与贝子相类，分紫、白，煅灰用之。（《本经逢原·卷四·介部》）

# 海蠃

厣名甲香。

**【性味】** 咸，平，无毒。

**【发明】** 海蠃肉甘寒，食之能止心痛。生螺汁洗眼止痛，经二三十年者辄应入黄连末点之尤良。厣性闭藏，能敛香气经月不散，独烧则臭，与沉香、麝香诸香及诸花，和蜡煎成者曰甲煎，可作口脂。《千金方》用之。唐李义山诗所谓"沉香甲煎为庭燎"者是也。其壳五色璀璨为钿最精，烧过点眼能消宿翳，惜乎专目科者罕知。（《本经逢原·卷四·介部》）

# 伏翼

即蝙蝠屎，名夜明砂。伏翼煅灰用，夜明砂淘净焙用。

**【性味】** 咸，平，无毒。

**【主治】** 《本经》主目瞑痒痛，明目夜视有精光，其屎治面痈肿，皮肤洗洗时痛，腹中血气，破寒热积聚，除惊悸。

【发明】《本经》治目瞑痒痛用伏翼。近世目科惟用夜明砂，鲜有用伏翼者。要皆厥阴肝经血分药也。其伏翼屎能破结血、消积，故目翳盲障，疟魅淋带，瘰疬痈疽皆用之。（《本经逢原·卷四·禽部》）

## 羖羊角

羖音古，黑羊也。

【性味】咸，平，无毒。

【主治】《本经》主青盲，明目，止惊悸寒泄，久服安心益气轻身，杀毒虫，入山烧之辟恶鬼虎狼。

【发明】羖羊与羚羊俱是野兽，羖则雄猛倍甚，角亦起棱，与羚羊不殊，但色黑如漆。故专伐肾邪、辟不祥，与羚羊大者仿佛互参。《本经》此言青盲明目，即羚羊之专主明目也。此言止惊悸，即羚之治魔寐也。此言止寒泄，即羚羊之去恶血注下也。此言久服安心益气轻身，即羚羊之益气起阴气也。此言杀毒虫辟恶鬼虎狼，即羚羊之辟蛊毒，恶鬼不祥也。但此主寒泄本乎肾虚，不能摄津。彼主恶血注下，系乎肝伤不能统血。而《别录》治蛊毒吐血，又与羚羊主治相符，究其大纲，此专补救瞳人，彼专消磨翳障，一皆证治之常。至于烧之辟恶鬼虎狼，如此奇突，迥出意表，非寻常之可拟也。（《本经逢原·卷四·兽部》）

## 珍珠

【性味】咸，甘，寒，无毒。

【发明】珍珠入手足厥阴二经，故能安魂定神，明目退翳。解痘疔毒及痘疮入眼，治耳暴聋，出水研细末吹之，待其干脱自愈。煅灰入长肉药，及汤火伤敷之，最妙。然不可着水，着水则反烂肉。（《本经逢原·卷四·介部》）

## 蔓荆子

【性味】苦，辛，温，无毒。

【主治】《本经》主筋骨间寒热湿痹，拘挛，明目，坚齿，利九窍，去白虫。

【发明】蔓荆子入足太阳，体轻而浮，故治筋骨间寒热湿痹拘急。上行而散，故能明目，坚齿，利九窍，去白虫，及风寒目痛，头面风虚之证。然胃虚人不可服，恐助痰湿为患也。凡头痛目痛，不因风邪而血虚有火者禁用，瞳神散大尤忌。（《本经逢原·卷三·灌木部》）

## 第二节　耳疾常用药物

### 柘根白皮

【性味】甘，温，无毒。

【发明】时珍曰：柘能通肾气，故《圣惠方》治耳鸣耳聋。藏器煮汁酿酒服，止风虚耳聋，劳损虚羸腰肾冷。《千金》治耳鸣汗出，皆由肾虚或一二十年不瘥者，方用柘根三十斤、石菖蒲五斗、故铁二十斤烧赤浸三宿，用米二石、曲二斗，用上三味汁，酿如常法制服，必效，方具《千金》二十卷中。（《本经逢原·卷三·灌木部》）

### 山茱萸

去核微焙用，核能泄精。

【性味】酸，温，无毒。

【发明】滑则气脱，涩以收之。山茱萸止小便利，秘精气，取其酸涩以收滑也。甄权治脑骨痛，疗耳鸣，补肾气，兴阳道，坚阴茎，添精髓，止老人尿不节，治面上疮，能发汗，止月水不定。详能发汗，当是能敛汗之误。以其酸收无发越之理，仲景八味丸用之，盖肾气受益，则风藏有度，肝阴得养则疏泄无虞，乙癸同源也。命门火旺，赤浊淋痛及小便不利者禁服。

《本经》食茱萸主治从古误列山茱萸条内，今移入彼，庶不失先圣立言本旨，具眼者辨诸。（《本经逢原·卷三·灌木部》）

## 菖蒲

解巴豆、大戟毒。

**【性味】**辛，温，无毒。

**【主治】**《本经》主风寒湿痹，咳逆上气，开心孔，补五脏，通九窍，明耳目，出音声。主耳聋、痈疮，温肠胃，止小便，久服轻身，不忘不惑，延年益心智，高志不老。

**【发明】**菖蒲乃手少阴、厥阴之药，心气不足者宜之。《本经》言：补五脏者，心为君主，五脏系焉。首言治风寒湿痹，是取其辛温，开发脾气之力。治咳逆上气者，痰湿壅滞之喘咳，故宜搜涤。若肺胃虚燥之喘咳，非菖蒲可治也。其开心孔，通九窍，明耳目，出音声，总取辛温利窍之力。心孔开，九窍利，则痈疮之毒可解。肠胃喜温恶寒，肠胃既温，则膀胱之虚寒小便不禁自止。久服轻身者，除湿之验也。不忘不惑，延年益智，高志不老，皆补五脏、通九窍之力也。又主肝虚，心腹痛，霍乱转筋，消伏梁癫痫，善通心脾痰湿可知。《千金》治胎动不安，半产漏下，或抢心下血，及产后崩中不止，并以菖蒲一味煎服。

凡阳亢阴虚孽寡失合者禁用，以其性温善鼓心包之火，与远志之助相火不殊。观《本经》之止小便利，其助阳之力可知。（《本经逢原·卷二·水草部》）

## 第三节 鼻疾常用药物

### 辛夷

即木笔花，剥去毛瓣，取仁用。忌火焙。

**【性味】**辛，温，无毒。

**【主治】**《本经》主五脏身体寒热，头风脑痛，面皯。

**【发明】**鼻气通于天，肺开窍于鼻，辛夷之辛温走气而入肺利窍。其体轻浮，能开胃中清阳，上行通于天。故《本经》治阳气郁遏，身体寒热、头风脑痛、面黚。辛温能解肌表，芳香上窜头目逐阳分之风邪，则诸证自愈。轩岐之后，能达此理者，东垣一人而已。凡鼻衄、鼻渊、鼻塞及痘后鼻疮，并研末，入麝香少许，以葱白蘸入甚良，脑鼻中有湿气久窒不通者宜之。但辛香走窜，虚人血虚火炽而鼻塞，及偶感风寒，鼻塞不闻香臭者禁用。(《本经逢原·卷三·香木部》)

## 细辛

产华阴及辽东者良，反藜芦。

**【性味】** 辛，温，无毒。

**【主治】**《本经》主咳逆，头痛脑痛，百节拘挛，风湿痹痛，死肌，明目，利九窍。

**【发明】** 细辛辛温，上升入手足厥阴、少阴血分，治督脉为病，脊强而厥。《本经》治咳逆，头痛脑痛，善搜厥阴伏匿之邪也。独活为使，治少阴头痛如神，亦主诸阳头痛。诸风药用之治风湿痹痛、百节拘挛。去死肌、明目者，取辛以散结而开经脉窍隧之邪也。味辛而热，温少阴之经，故仲景少阴证用麻黄附子细辛汤，辛温能散。

故凡风寒风湿头痛、口疮、喉痹、蟹齿诸病用之，取其能散浮热，亦火郁发之之义也。辛能泄肺，故风寒咳嗽上气者宜之。辛能补肝，故胆气不足则肝气有余，惊痫、眼目诸病宜之。辛能润燥，故通少阴，诸经及耳窍闭塞者宜之。又主痰结湿火，鼻塞不利，凡口舌生疮者，用细辛、黄连末掺之。凡血虚内热、火郁头痛、发热咳嗽者戒用，以其辛烈，耗真气也。细辛，辛之极者，用不过五分。(《本经逢原·卷一·山草部》)

## 熏香

即零陵香。广产者良，云阳产者气浊，不堪入药。

**【性味】** 甘，平，无毒。

**【发明】** 熏香辛散上达，故心痛恶气、齿痛、鼻塞皆用之。单

用治鼻中息肉、鼻齆，香以养鼻也。多服作喘，为能耗散真气也。（《本经逢原·卷二·芳草部》）

## 荜茇

醋浸刮去皮子，免伤肺上气。

【性味】辛，大温，无毒。

【发明】荜茇辛热浮散，为头痛、鼻渊要药，取其能入阳明经散浮热也。性能温中下气，治霍乱水泻，心腹满者宜之。然辛热耗散能动脾胃之火，多用令人喘咳、目昏、肠虚下重，以其走泄真气也。（《本经逢原·卷二·芳草部》）

## 石胡荽

即天胡荽，俗名鹅不食草，又名鸡肠草。汁制砒石、雄黄。

【性味】辛温，无毒。

【发明】鹅不食草气温而升，味辛而散，故能透达巅顶。人但知其搐鼻通而落息肉，不知其治头痛之功最捷，而除翳之功更奇，按塞鼻中翳膜自落，故碧云散用以取嚏，则浊气宣通而翳自除，是昔人以开锅盖法喻之。（《本经逢原·卷二·石草部》）

## 荜澄茄

【性味】辛，温，无毒。

【发明】时珍曰：荜澄茄南海诸番皆有之，与胡椒一类两种，正如大腹之与槟榔耳。珣曰：向阴生者为澄茄，向阳生者为胡椒。主治与胡椒相类，而热性稍逊。治反胃吐出黑汁，诸药不效，用此一味为丸，姜汤服之。痘疮入目，为末，以少许吹鼻中三五次效。鼻塞不通，用此半两，同薄荷叶三钱、荆芥穗二钱半蜜丸，芡实大，时时含咽之。但阴虚血分有热、发热咳嗽禁用。（《本经逢原·卷三·味部》）

## 地胆

同糯米炒，去米用。

【性味】辛，温，有毒。

【主治】《本经》主鬼疰，寒热鼠瘘，恶疮死肌，破癥瘕，堕胎。

【发明】地胆有毒而能攻毒。性专破结堕胎，又能除鼻中息肉，下石淋功同斑蝥，力能上涌下泄。（《本经逢原·卷四·虫部》）

## 壁钱

【性味】无毒。

【发明】生壁间，似蜘蛛而形扁，其膜色白如钱，故名。治鼻衄及金疮出血不止，取虫汁注鼻中及点疮上。同人中白等份，烧研治疳，又治喉痹。（《本经逢原·卷四·虫部》）

# 第四节　口疾常用药物

## 升麻

忌见火，解莨菪毒。

【性味】甘，苦，平，无毒。

【主治】《本经》辟温疫瘴气，邪气蛊毒，入口皆吐出，中恶腹痛，时气毒疠，头痛寒热，风肿诸毒，咽痛，口疮。

【发明】升麻能引清气右升，足阳明本药也。《本经》治疫瘴蛊毒，取性升上行也。治中恶腹痛，取开发胃气也。治喉痛口疮者，取升散少阳、阳明火热也。同葛根则发散阳明风邪。同柴胡则升提胃中清气，引甘温之药上升，故元气下陷者，用此于阴中升阳，以缓带脉之缩急。

凡胃虚伤冷郁遏阳气于脾土，宜升麻、葛根以升散其火郁。故补脾胃药非此引用不效，脾痹非此不除。升麻葛根汤乃阳明发散药，若初病太阳便服之，发动其邪，必传阳明，反成其害也。又升麻、葛根能发痘，惟初发热时可用，见点后忌服，为其气升发动热毒于上，为害莫测，而麻疹尤为切禁，误投喘满立至。

【按语】升麻属阳性升，力能扶助阳气，捍御阴邪，故于淋带泻痢脱肛方用之，取其升举清阳于上也。古方治噤口痢，用醋炒升麻，引人参、莲肉扶胃进食，大有神效。凡上盛下虚，吐血衄血，咳嗽多痰，阴虚火动，气逆呕吐，怔忡癫狂诸证，皆在所禁。（《本经逢原·卷一·山草部》）

## 兰香

濒湖《纲目》芳草部有兰草，菜部有兰香，名曰罗勒，种类不同，因考正之。

【性味】辛，温，无毒。

【主治】《本经》利水道，杀虫毒，辟不祥。久服益气，轻身不老，通神明。

【发明】兰气芳香，能辟疫毒恶气。楚人以之为佩。又能辟汗湿之气，故又名辟汗香。入手足太阴、阳明，力能调中消食，去恶气，治哕呕。脾瘅口中时时溢出甜水者，非此不除。

【按语】兰有三种，一种曰兰草，其气浓浊，即今之有头草也；一种曰兰香，植之庭砌，二十步内即闻香，俗名香草，以子能去目翳，故又名翳子草；一种名罗勒，茎叶较兰香稍粗大，形虽极类，而气荤浊，以嫩时可食，仅入菜部，不堪入药。

兰性芳香辛温，专走气道，故能利水调肝和脾，其功倍于藿香，善调呕逆，散积久陈郁之气。《素问》云：五味入口，藏于胃，以行其津气。津液在脾，令人口甘，此肥美所发也。其气上溢，转为消渴，治之以兰除陈气也。东垣治消渴生津，饮用兰叶，盖本于此。又治牙痛、口臭，有神功丸亦用兰香，云：如无，以藿香代之。近世误认以幽兰为兰香者，大可喷饭。观《本经》利水，杀虫毒，辟不祥之治，岂幽兰能之乎。古方治疠风，兰香散取其散肺胃中之湿热、虫毒也。《普济方》治反胃，兰香和甘蔗汁服之。钱氏治小儿鼻疳赤烂，兰叶烧灰二钱，铜绿半钱，轻粉二钱，为末，日敷三次即愈。

子治目翳及尘物入目。以三五颗纳目中，少顷其子湿胀与物俱出。又主暴得赤眼，后生翳膜，用兰香子一粒入眦内，闭目少顷连膜俱出。盖此子得湿即胀，故能染惹眵泪浮膜尔，然目中不可着一尘，而此可内三五颗亦不妨碍。又小儿食肥甘口臭齿黑，名曰崩砂。渐至龈烂，名曰溃槽。又或出血，名曰息露。重则齿落，名曰腐根，用兰香子末、轻粉各一钱，密陀僧（煅赤，醋淬，研末）半两，和匀，每以少许敷齿及龈上，内服甘露饮，立效。

时珍曰：兰香须三月枣叶生时种之乃生，否则不生。常以鱼腥水、泥沟水、冷泥水浇之则香而茂，不宜粪水，着粪则萎。其子大如蚤而褐色不光，七月收之，种时妨蚁，湿则有脂浮胀，须以栌炭末掩之。（《本经逢原·卷二·芳草部》）

## 水苏

一名鸡苏，子名荏子。

【性味】辛，温，无毒。

【主治】《本经》下气杀谷，除饮食，辟口臭，去邪毒，辟恶气。

【发明】水苏即苏之野生，色青者其气芳香，故《本经》所主一皆胃病，专取芳香正气之义。《局方》用治血病者，取以解散血中之气也，气散则血亦散矣。（《本经逢原·卷二·芳草部》）

## 茵陈蒿

【性味】苦，平，微寒，无毒。

【主治】《本经》主风湿寒热邪气，热结黄疸。

【发明】茵陈有二种：一种叶细如青蒿者，名绵茵陈，专于利水，为湿热黄疸要药；一种生子如铃者，名山茵陈，又名角蒿，其味辛苦小毒，专于杀虫，治口齿疮绝胜，并入足太阳。

《本经》主风湿寒热，热结黄疸，湿伏阳明所生之病，皆指绵茵陈而言。仲景茵陈蒿汤以之为君，治湿热发黄。栀子柏皮汤以之为佐，治燥热发黄。如苗涝则湿黄，旱则燥黄。其麻黄连翘赤小豆汤以之为使，治瘀热在里而身黄，此三方分治阳黄也。其治阴黄，则有茵陈附子汤，各随燥湿寒热而为主治。

【按语】茵陈专走气分而利湿热，若蓄血发黄，非此能治也。

《外台》治齿龈宣露。《千金》治口疮齿蚀，并用烧灰涂之，有汁吐去，一宿即效。而杀虫方中，一味煎汤，内服外洗，皆用角蒿，专取逐湿化热之功也。(《本经逢原·卷二·隰草部》)

## 蔷薇

蔷薇子，名营实。

【性味】酸，温，无毒。

【主治】《本经》营实主痈疽恶疮，结肉跌筋，败疮热气，阴蚀不瘳，利关节。

【发明】蔷薇乃野生之白花者。性专解毒，其实兼能散结，结肉跌筋、败疮阴蚀，皆得疗之。《本经》所主，皆言其实，根能入阳明经除风杀虫，故痈疽疮癣常用之。《千金》治消渴尿多，以根煮饮。又治口疮之神药。《圣惠》治小儿遗尿，酒煮服。皆取其温足阳明，而足太阳受荫矣。(《本经逢原·卷二·蔓草部》)

## 溺白垩

即人中白，煅过用。

【性味】咸，平，无毒。

【发明】人中白能泻肝火、膀胱火从小便中出。盖膀胱乃其故道也。今人病口舌诸疮用之有效，降火之验也。但积垢之滓仅堪涤热，略无益阴之功耳。(《本经逢原·卷四·人部》)

## 青黛

一名蓝。

【性味】咸，寒，无毒。

【发明】青黛乃蓝靛浮沫搅澄掠出收干，泻肝胆，散郁火，治温毒发斑，及产后热痢下重。《千金》金蓝丸用之，天行寒热头痛，水研服之。与蓝同类，而止血拔毒、杀虫之功似胜于蓝。又治噎膈之疾，取其化虫之力也，和溺白垢、冰片吹口疳最效。(《本经逢原·卷二·隰草部》)

# 第五节　齿疾常用药物

## 骨碎补

俗名猴姜，蜜水焙用。

【性味】苦，温，无毒。

【发明】骨碎补，足少阴药也。骨伤碎者能疗之，故名。主骨中毒气，风气，耳鸣，牙疼，骨痛，破血止血，折伤接骨。又治肾虚久泻，以之为末，入猪肾中煨熟食之。戴原礼治痢后骨痿，入虎骨四斤，丸用之有效。但其性降收，不可与风燥药同用。（《本经逢原·卷二·石草部》）

## 蓬砂

一名鹏砂，甘草汤煮化，微火炒松用。

【性味】甘，微咸，无毒。

【发明】蓬砂味甘微咸，气温色白而质轻，能去胸膈上焦之实热。

《素问》云：热淫于内，治以咸寒，以甘缓之是也。其性能柔五金而去垢腻。故主痰嗽喉痹，破癥结，治噎膈积聚、骨鲠、结核、恶肉，取其能柔物也。含化咽津，治喉中肿痛，膈上痰热，取其能散肿也。眼目障翳，口齿诸病用之，取其能涤垢也。

昔人治骨鲠，百计不下，取含咽汁，脱然如失，此软坚之征也。（《本经逢原·卷一·卤石部》）

## 莨菪

一名天仙子。

【性味】子苦寒，根苦辛，有毒。

【主治】《本经》主齿痛，出虫，肉痹拘急，多食令人狂走。

【发明】莨菪入癫狂方用，然皆用其子耳。故言勿令子破，破则令人发狂。《本经》治肉痹虫蠤，用其毒以攻治也。《千金》治石痈坚硬不作脓者，莨菪子为末，醋和敷疮头，根即拔出。打扑折伤，羊脂调莨菪子末敷之。莨菪根主治与子不殊，疟疾不止，莨菪根烧灰水服一钱匕即止。恶癣有虫，莨菪根捣烂和蜜敷之。恶刺伤人，莨菪根水煮汁浸，冷即易之，箭头不出，此亦主之，皆《千金》神方也。狂犬咬人，莨菪根和盐，日三敷之，此《外台秘要》方也。

今人用根治噎膈反胃，取其性走以祛胃中留滞之邪，噎膈得以暂开。虚者误服为害不测。时珍云：莨菪之功，未见如所说，而其毒有甚焉，煮一二日尚能生芽，其为物可知矣。服莨菪、云实、防葵、赤商陆，皆令人狂惑见鬼者，盖此类皆禀阴毒，能使痰迷心窍，闭其神明，以乱视听故耳。(《本经逢原·卷二·毒草部》)

## 露蜂房

**【性味】** 苦，咸，平，有毒。

**【主治】**《本经》主惊痫瘈疭，寒热邪气，癫疾鬼精，蛊毒肠痔，火熬之良。

**【发明】** 露蜂房，阳明药也。《本经》治惊痫癫疾，寒热邪气，蛊毒肠痔，以其能祛涤痰垢也。疮疡齿痛及他病用之者，皆取其以毒攻毒杀虫之功耳。(《本经逢原·卷四·虫部》)

## 蟾酥

**【性味】** 辛，温，有毒。

**【发明】** 蟾酥辛温，其性最烈，凡用不过一分。齿缝出血及牙疼，以纸纴少许，按之即止。蟾酥丸治发背疔肿，一切恶疮，拔取疔毒最捷，入外科有夺命之功。然轻用能烂人肌肉。(《本经逢原·卷四·虫部》)

# 第六节　舌疾常用药物

## 蚤休

即草紫河车、金线重楼，俗名七叶一枝花。

【性味】苦，微寒，有毒。

【主治】《本经》主惊痫摇头弄舌，热气在腹中。

【发明】蚤休，足厥阴经药，能治惊痫疟疾，瘰疬痈肿，详《本经》主治，总取开结导热，而惊痫摇头弄舌之热邪自除。阳气虚者禁用，醋磨敷痈肿蛇毒有效。（《本经逢原·卷二·毒草部》）

## 蛇蜕

火熬用之。

【性味】咸，甘，平，小毒。

【主治】《本经》主小儿二十种惊痫，蛇痫，癫疾瘈疭，弄舌摇头，寒热肠痔，蛊毒。

【发明】蛇蜕属巽走肝，故《本经》治小儿惊痫等病，一皆风毒袭于经中之象。其入药有四义：一能辟恶，取其性灵也，故治邪辟鬼魅，蛊疟诸疾；二能驱风取其性窜也，故治惊痫瘢驳，偏正头风，喉舌诸疾；三能杀虫，故治恶疮痔漏，疥癣诸疾，用其毒也；四有蜕义，故治眼目翳膜，胎衣不下，皮肤之疾，会意以从其类也。（《本经逢原·卷四·龙蛇部》）

# 第七节　咽喉疾病常用药物

## 薄荷

苏产者良，去梗用。

【性味】辛，平，无毒。

【发明】薄荷辛凉，上升入肝肺二经。辛能发散，专于消风散热。凉能清利，故治咳嗽失音、头痛头风、眼目口齿诸病。利咽喉，去舌苔，小儿惊热，及瘰疬疮疥为要药。其性浮而上升，为药中春升之令，能开郁散气，故逍遥散用之。然所用不过二三分，以其辛香伐气。多服久服令人虚冷，瘦弱人多服动消渴病，阴虚发热、咳嗽自汗者勿施。（《本经逢原·卷二·芳草部》）

## 马勃

多生竹园湿地，腐胀而成。凡用以生布张开，将马勃于上摩擦，下以盘承取末用之。

【性味】辛，平，无毒。

【发明】马勃轻虚上浮，力能散肺中邪热，故治咳嗽、喉痹衄血、失音诸病。东垣治大头病，咽喉不利，普济消毒饮用之，然须生蜜拌挼入水调散不浮，方可煎服。（《本经逢原·卷二·苔草部》）

## 矾石

明如硼砂起横棱者，名马齿矾，最胜。生用、煅用各随本方。生者多食，破人心肺。

【性味】酸，涩，微寒，无毒。

【主治】《本经》主寒热泄利，白沃阴蚀，恶疮，目痛，坚骨齿。

【发明】白矾专收湿热，固虚脱，故《本经》主寒热泄利。盖指利久不止，虚脱滑泄，因发寒热而言，其治白沃阴蚀恶疮，专取涤垢之用。用以洗之则治目痛，漱之则坚骨齿。

弘景曰：经云坚骨齿，诚为可疑，以其性专入骨，多用则损齿，少用则坚齿，齿乃骨之余也。为末，去鼻中息肉。其治气分之痰湿痈肿最捷。侯氏黑散用之，使药积腹中，以助悠久之功。故蜡矾丸以之为君，有人遍身生疮如蛇头，服此而愈。甄权生含咽津，治急喉痹，皆取其去秽之功也。若湿热方炽，积滞正多，误用收涩，为害不一。

岐伯言：久服伤人骨。凡阴虚咽痛，误认喉风，阴冷腹痛，误认臭毒，而用矾石必殆。（《本经逢原·卷一·卤石部》）

## 玄参

一名黑参，反藜芦。

**【性味】** 苦，微寒，无毒。

**【主治】**《本经》主腹中寒热积聚，女子产乳余疾，补肾气，令人明目。

**【发明】** 黑参入足少阴肾经，主肾水受伤，真阴失守，孤阳无根，亢而僭逆，咽喉肿痛之专药。又治伤寒阳毒，汗下不解，发斑咽痛，心下懊憹，烦不得眠，心神颠倒欲绝者俱用。

玄参专清上焦氤氲之气、无根之火。《本经》治腹中寒热积聚，女子产乳余疾，并可清有形热滞，故消瘰疬结核。治目赤肿痛，《本经》又云：补肾气，令人明目，不特治暴赤肿痛。

总皆散清火之验也。但其性寒滑，脾虚泄泻者禁用。（《本经逢原·卷一·山草部》）

## 射干

《本经》名乌扇，其叶丛生，横铺一面如鸟翅及扇之状，故有乌翣、乌吹、乌蒲、凤翼、鬼扇、扁竹、仙人掌等名。米泔浸，煮熟炒用。

**【性味】** 苦，辛，微温，有毒。

**【主治】**《本经》主咳逆上气，喉痹咽痛，不得消息，散结气，腹中邪逆，食饮大热。

**【发明】** 苦能下泄，辛能上散，《本经》治咳逆上气，喉痹咽痛，不得消息，专取散结气之功，为喉痹咽痛要药。痘中咽痛，随手取效，以其力能解散毒郁也。治腹中邪逆，食饮大热，是指宿血在内发热而言，即《别录》疗老血在心脾间之谓。《金匮》治咳而上气喉中水鸡声，有射干麻黄汤。又治疟母，鳖甲煎丸，用乌扇烧过，取其降厥阴之相火也。火降则血散肿消，而痰结自解。

《千金》治喉痹有乌扇膏，中射工毒生疮，乌扇、升麻煎服，以滓敷疮上效。治便毒，射干同生姜煎服，利两三行即效，以其性

善降，服之必泻，虚人禁用。苗名鸢尾，根名鸢头，又名东海鸢头。《千金》治蛊毒方用之。（《本经逢原·卷二·毒草部》）

## 山豆根

【性味】苦，寒，无毒。

【发明】山豆根大苦大寒，故能治咽喉诸疾。苏颂言：含之咽汁，解咽喉肿痛极妙。或水浸含嗽，或煎汤细呷，又解痘疹热毒及喉痹药皆验。盖咽证皆属阴气上逆，故用苦寒以降之。《开宝》言：解诸药毒，止痛消疮肿毒，发热咳嗽，善治人马急黄，杀小虫。

时珍云：腹胀喘满，研末汤服。血气腹胀，酒服三钱。卒患热厥心痛，磨汁服。总赖苦寒以散之，但脾胃虚寒作泻者禁用。（《本经逢原·卷二·蔓草部》）

## 桔梗

《本经》名荠苨，甘者为荠苨，苦者为苦梗，咬之腥涩者为木梗，不堪入药。

【性味】辛，甘，苦，微温，无毒。

【主治】《本经》主胸胁痛如刀刺，腹满肠鸣幽幽，惊恐悸气。

【发明】桔梗上升清肺气，利咽喉，为肺部引经，又能开发皮腠，故与羌、独、柴胡、薷、苏辈同为解表药。与甘草同为舟楫之剂，诸药有此一味不能下沉也。伤寒邪结胸胁，则痛如刀刺，邪在中焦则腹满肠鸣幽幽。辛甘升发，苦淡降泄，则邪解而气和矣。其主惊恐悸气者，心脾气郁不舒，用以升散之也。

朱肱用桔梗治胸中痞满，总不出《本经》主治，仲景治寒实结胸，同贝母、巴豆，取其温中消谷破积也。治肺痈唾脓血，用桔梗、甘草，取排脓而清浊气也。治少阴证，二三日咽痛，用甘桔汤，取其调寒热通阴气也。

《千金方》治喉痹毒气，桔梗二两，水煎顿服。加甘草、连翘、荆芥、防风名如圣汤，通治咽喉诸病。桔梗有甘、苦二种，甘者曰荠苨，《千金》治强中为病，茎长兴发，不交精出，取其能升解热邪于上也。又干咳嗽乃痰火之邪郁在肺中，亦宜甘以润之。痢疾腹痛乃肺金之气郁在大肠，则宜苦以开之。甘升而苦降也。此药升降诸气，能入肺使诸气下降，俗泥为上升而不能下行，失其用矣。痘疹下部不能起发，为之切忌，以其性升，能阻药力于上，不得下达也。惟阴虚久嗽不宜用，以其通阳泄气也。其芦吐膈上风热实痰，生研末，白汤调服二三钱，探吐之。(《本经逢原·卷一·山草部》)

## 升麻

忌见火，解莨菪毒。

【性味】甘，苦，平，无毒。

【主治】《本经》辟温疫瘴气，邪气蛊毒，入口皆吐出，中恶腹痛，时气毒疠，头痛寒热，风肿诸毒，咽痛，口疮。

【发明】升麻能引清气右升，足阳明本药也。《本经》治疫瘴蛊毒，取性升上行也。治中恶腹痛，取开发胃气也。治喉痛口疮者，取升散少阳、阳明火热也。同葛根则发散阳明风邪。同柴胡则升提胃中清气，引甘温之药上升，故元气下陷者，用此于阴中升阳，以缓带脉之缩急。

凡胃虚伤冷郁遏阳气于脾土，宜升麻、葛根以升散其火郁。故补脾胃药非此引用不效，脾痹非此不除。升麻葛根汤乃阳明发散药，若初病太阳便服之，发动其邪，必传阳明，反成其害也。又升麻葛根能发痘，惟初发热时可用，见点后忌服，为其气升发动热毒于上，为害莫测，而麻疹尤为切禁，误投喘满立至。

【按语】升麻属阳性升，力能扶助阳气，捍御阴邪，故于淋带泻痢脱肛方用之，取其升举清阳于上也。古方治噤口痢，用醋炒升麻，引人参、莲肉扶胃进食，大有神效。凡上盛下虚，吐血衄血，咳嗽多痰，阴虚火动，气逆呕吐，怔忡癫狂诸证，皆在所禁。(《本经逢原·卷一·山草部》)

## 甘草

一名国老，反海藻、大戟、甘遂、芫花。补中散表炙用，泻火解毒生用。中心黑者有毒，勿用。

【性味】甘，平，无毒。

【主治】《本经》主五脏六腑寒热邪气，坚筋骨，长肌肉，倍气力，解金疮肿毒。

【发明】甘草气薄味厚，升降阴阳，大缓诸火。生用则气平，调脾胃虚热，大泻心火，解痈肿金疮诸毒。炙之则气温，补三焦元气，治脏腑寒热，而散表邪，去咽痛，缓正气，养阴血，长肌肉，坚筋骨，能和冲脉之逆，缓带脉之急。

凡心火乘脾，腹中急痛，腹皮急缩者，宜倍用之。其性能缓急而又协和诸药，故热药用之缓其热，寒药用之缓其寒，寒热相兼者用之得其平。《本经》治脏腑寒热邪气，总不出调和胃气之义。仲景附子理中用甘草，恐僭上也。调胃承气用甘草，恐速下也。皆缓之之意。小柴胡有黄芩之寒，人参、半夏之温，而用甘草则有调和之意。炙甘草汤治伤寒脉结代、心动悸，浑是表里津血不调，故用甘草以和诸药之性而复其脉，深得攻补兼施之妙用。惟土实胀满者禁用，而脾虚胀满者必用，盖脾温则健运也。

世俗不辨虚实，一见胀满便禁甘草，何不思之甚耶？凡中满呕吐、诸湿肿满、酒客之病，不喜其甘，藻、戟、遂、芫与之相反，亦迂缓不可救昏昧耳。而胡洽治痰澼，以十枣汤加甘草、大戟，乃痰在膈上，欲令通泄，以拔病根也。古方有相恶、相反并用，非妙达精微者，不知此理。其梢去茎中痛，节解痈疽毒，条草生用解百药毒，凡毒遇土则化。甘草为九土之精，故能解诸毒也。《千金方》云：甘草解百药毒。如汤沃雪，有中乌头、巴豆毒，甘草入腹即定，验如反掌。方称大豆解百药毒，予每试之不效。加甘草为甘豆汤，其验甚捷。岭南人解蛊，凡饮食时，先用炙甘草一寸嚼之，其中毒随即吐出。（《本经逢原·卷一·山草部》）

## 恶实

又名鼠粘子、牛蒡子、大力子，皆别名也。

【性味】辛，平，无毒。

【发明】鼠粘子肺经药也。治风湿瘾疹，咽喉风热，散诸肿疮疡之毒，痘疹之仙药也。痘不起发，用此为末，刺雄鸡冠血，和酒酿调，胡荽汤下神效。疮疡毒盛，生研用之即出疮头，酒炒上行能通十二经，去皮肤风，消斑疹毒。惟气虚色白，大便利者不宜。（《本经逢原·卷二·隰草部》）

## 酸浆

一名灯笼草，俗名挂金灯。

【性味】苦，寒，无毒。

【主治】《本经》主热烦满，定志，益气，利水道。

【发明】酸浆利湿除热清肺，治咳化痰，痰热去而志定气和矣。又主咽喉肿痛。盖此草治热痰咳嗽，佛耳草治寒痰咳嗽。故其主治各有专司也。（《本经逢原·卷二·隰草部》）

## 蓝实

蓝实有二种，大者曰大青，苗高如蓼。小者曰小青，叶光如景天。

【性味】苦，寒，无毒。

【主治】《本经》解诸毒，杀蛊蝥疰鬼螫毒。

【发明】《本经》取用蓝实，乃大青之子，是即所谓蓼蓝也。性禀至阴，其味苦寒，故能入肝。《本经》取治蛊疰诸毒，专于清解温热诸邪也，阳毒发斑咽痛必用之药。而茎叶性味不异，主治皆同。《日华子》治天行热狂，疔肿风疹。朱肱治发斑咽痛，有犀角大青汤、大青四物汤，皆取其叶，以治温热毒盛发斑之药，非正伤寒药也。盖大青泻肝胆之实火，正以祛心胃之邪热，所以小儿疳热、丹毒为要药。

小青，捣敷肿疖甚效，治血痢腹痛，杀百药毒，解狼毒、射罔、斑蝥、砒石等毒。《千金》以蓝叶捣汁治腹中螫痕。夏子益《奇疾方》用板蓝汁治腹内应声虫。陈实功以蓝同贝母捣敷人面疮，皆取苦寒以散蕴结之热毒也。

蓝淀，以蓝浸地坑一宿，入石灰搅，澄去水为淀，其解诸毒，

敷热疮之用则一，而杀虫之功更效，虫为下膈非此不除。今人以染缸水治噎膈，皆取其杀虫也。（《本经逢原·卷二·隰草部》）

## 半夏

汤浸，同皂荚、白矾煮熟，姜汁拌、焙干用，或皂荚、白矾、姜汁、竹沥四制尤妙。咽痛醋炒用。小儿惊痰发搐及胆虚不得眠，猪胆汁炒。入脾胃丸剂，为细末姜汁拌和作面，候陈炒用。反乌附者，以辛燥鼓激悍烈之性也。忌羊血、海藻、饴糖者，以甘腻凝滞开发之力也。

【性味】辛，温，有毒。

【主治】《本经》主伤寒寒热，心下坚，胸胀，咳逆，头眩，咽喉肿痛，肠鸣下气，止汗。

【发明】半夏为足少阳本药，兼入足阳明、太阴。虚而有痰气宜加用之，胃冷呕哕方药之最要。止呕为足阳明，除痰为足太阴，柴胡为之使，故小柴胡汤用之，虽为止呕，亦助柴胡、黄芩主往来寒热也。《本经》治伤寒寒热，非取其辛温散结之力欤。治心下坚、胸胀，非取其攻坚消痞之力欤。治咳逆、头眩，非取其涤痰散邪之力欤。治咽喉肿痛，非取其分解阴火之力欤。治肠鸣下气止汗，非取其利水开痰之力欤。同苍术、茯苓治湿痰，同瓜蒌、黄芩治热痰，同南星、前胡治风痰，同芥子、姜汁治寒痰，惟燥痰宜瓜蒌、贝母，非半夏所能治也。

半夏性燥能去湿、豁痰、健脾。今人惟知半夏去痰，不言益脾利水，脾无留湿则不生痰，故脾为生痰之源，肺为贮痰之器。半夏能主痰饮及腹胀者，为其体滑而味辛性温也，二陈汤能使大便润而小便长。世俗皆以半夏、南星为性燥，误矣。湿去则土燥，痰涎不生，非二物之性燥也。古方治咽痛喉痹，吐血、下血多用二物，非禁剂也。

【按语】《灵枢》云：阳气满则阳跷盛不得入于阴，阴虚则目不瞑，饮以半夏汤一剂通其阴阳，其卧立至。半夏得栝楼实、黄连，名小陷胸汤，治伤寒小结胸。得鸡子清、苦酒，名苦酒汤，治少阴咽痛生疮，语声不出。得生姜，名小半夏汤，治支饮作呕。得人参、白蜜，名大半夏汤，治呕吐反胃。得麻黄，蜜丸，名半夏麻黄丸，治心下悸忪。得茯苓、甘草，以醋煮半夏共为末，姜汁面糊丸，名消暑丸，治伏暑引饮，脾胃不和，此皆得半夏之妙用。惟阴虚羸瘦，骨蒸汗泄，火郁头痛，热伤咳嗽，及消渴肺痿，咳逆失血。肢体羸瘦禁用，以非湿热之邪，而用利窍行湿之药，重竭其津，医之罪也，岂药之咎哉。（《本经逢原·卷二·毒草部》）

## 芫花

陈者良。水浸一宿晒干，醋炒以去其毒。弘景曰：用者微熬，不可近眼。反甘草。

【性味】苦，辛，温，有毒。

【主治】《本经》主咳逆上气，喉鸣咽肿短气，蛊毒鬼疟，疝瘕痈肿，杀虫鱼。

【发明】芫花消痰饮水肿，故《本经》治咳逆，咽肿疝瘕痈毒，皆是痰湿内壅之象。仲景治伤寒表不解，心下有水气，干呕发热而咳，或喘，或利者，小青龙汤主之。若表已解，有时头痛汗出恶寒，心下有水气，干呕痛引两胁，或喘或咳者，十枣汤主之。盖小青龙汤驱逐表邪，使水气从毛窍而出，《内经》开鬼门法也。十枣汤驱逐里邪，使水气从大小便而泄，《内经》洁净府、去菀陈莝法也。芫花、大戟、甘遂之性，逐水泻湿，能直达水饮窠囊隐僻处，取效甚捷，不可过剂，泄人真元。（《本经逢原·卷二·毒草部》）

## 蕺草

一名鱼腥草。

【性味】辛，微温，小毒。

【发明】鱼腥草方药罕用，近世仅以煎汤熏涤痔疮，及敷恶疮白秃。又治咽喉乳蛾，捣取自然汁灌吐顽痰殊效。《别录》主蠷螋尿疮，又云多食气喘，患脚气人勿食。《千金》言：素有脚气人食之一生不愈。时珍云：散热毒痈肿，脱肛断痔疾，解卤毒。合上诸治，总不出辟诸虫毒、疮毒。即治痔疮，亦是湿气生虫之患，专取秽恶之气，以治秽恶之疾，同气相感之力也。(《本经逢原·卷三·菜部》)

# 黄芩

中空者为枯芩入肺，细实者为子芩入大肠，并煮熟，酒炒用。

【性味】苦，寒，无毒。

【主治】《本经》主诸热黄疸，肠澼泄利，逐水下血闭，治恶疮疽，蚀火疡。

【发明】黄芩苦燥而坚肠胃，故湿热黄瘅、肠澼泻痢为必用之药。其枯芩性升，入手太阴经，清肌表之热。条芩性降，泻肝胆大肠之火，除胃中热。得酒炒上行，主膈上诸热。得芍药、甘草治下痢脓血、腹痛后重、身热。佐黄连治诸疮痛不可忍。同黑参治喉间腥臭。助白术安胎，盖黄芩能清热凉血，白术能补脾统血也。此惟胎热升动不宁者宜之，胎寒下坠及食少便溏者，慎勿混用。

丹溪言黄芩治三焦火。仲景治伤寒少阳证，用小柴胡汤。汗下不解，胸满心烦用柴胡桂姜汤。温病用黄芩汤。太阳少阳合病用葛根黄芩黄连汤。心下痞满用泻心汤。寒格吐逆用干姜黄芩黄连人参汤等方，皆用黄芩以治表里诸热，使邪从小肠而泄，皆《本经》主诸热之纲旨。其黄瘅肠澼泻痢之治，取苦寒以去湿热也。逐水下血闭者，火郁血热之所致，火降则邪行，水下而闭自通矣。

昔人以柴胡去热不及黄芩，盖柴胡专主少阳往来寒热，少阳为枢，非柴胡不能宣通中外。黄芩专主阳明蒸热，阳明居中，非黄芩不能开泄蕴隆。一主风木客邪，一主湿土蕴着，讵可混论。芩虽苦寒，毕竟治标之药，惟躯壳热者宜之。若阴虚伏热，虚阳发露可轻试乎。其条实者兼行冲脉，治血热妄行。古方有一味子芩丸，治妇人血热，经水暴下不止者最效。若血虚发热，肾虚挟寒，及妊娠胎寒下坠，脉迟小弱皆不可用，以其苦寒而伐生发之气也。(《本经逢原·卷一·山草部》)

## 贝母

反乌头。川者味甘最佳，西者味薄次之，象山者微苦又次之，一种大而苦者，仅能解毒，并去心用。凡肺经药皆当去心，不独贝母也。其独颗无瓣者名丹龙睛，误服令人筋不收持。

【性味】甘，苦，平，微寒，无毒。

【主治】《本经》主伤寒烦热，淋沥邪气，疝瘕喉痹，乳难金疮，风痉。

【发明】贝母乃手太阴肺经气分药，兼入手少阴心经。一名虻廊风，言采其虻，善解心胸郁结之气，故诗人以此寓焉。肺受心包火乘，因而生痰，或为邪热所干，喘嗽烦闷，非此莫治。详《本经》主伤寒烦热者，甘寒能解烦热也。淋沥者，热结二肠也。清心肺郁热而淋沥通矣。疝瘕者，足厥阴之邪干手厥阴也。

经曰：诊得心脉搏滑急，为心疝，少腹当有形也。喉痹者，热郁结于上也。经云：二阴一阳结，谓之喉痹，心主三焦之脉，皆络于喉也。乳难者，郁热结于手足厥阴也。风痉者，金疮热郁生风而成痉，总取解散郁结之邪也。仲景治伤寒寒实结胸，外无热证者，小陷胸汤主之，白散亦可。二方，一主热痰内结，一主寒实内结，虽同一例，治不可混也。

俗以半夏性燥，用贝母代之，不知贝母寒润治肺家燥痰，痰因郁结者宜之。半夏性燥治脾胃湿痰，痰因湿滞者宜之。二者天渊，何可代用。若虚劳咳嗽，吐血咯血，肺痿肺痈，痈疽及诸郁火证，半夏乃禁忌，皆贝母为向导也。至于脾胃湿热，涎化为痰，久则生火，火痰上攻，昏愦僵仆，蹇涩诸证，生死旦夕，岂贝母可治乎。浙产者，治疝瘕、喉痹、乳难、金疮、风痉，一切痈疡。又同苦参、当归治妊娠小便难，同青黛治人面恶疮，同连翘治项上结核，皆取其开郁散结，化痰解毒之功也。（《本经逢原·卷一·山草部》）

## 灯心草

欲入丸剂，粳米粉浆磨之。

【性味】甘，寒，无毒。

【发明】灯心草轻虚甘淡，故能泄肺利水。治急喉痹，烧灰吹之。又烧灰涂乳上饲小儿止夜啼。烧灰入轻粉、麝香治阴疳。(《本经逢原·卷二·隰草部》)

## 款冬花

紫色有白丝者真。蜜水拌，微炒。

【性味】辛，温，无毒。

【主治】《本经》主咳逆上气，善喘喉痹，诸惊痫，寒热邪气。

【发明】款冬味辛入气分，色紫归血分，虽其性温，却不燥血，故能轻扬上达。观《本经》主治，一皆气升火炎之病。古方用为温肺，治咳嗽之要药。润肺消痰，止嗽定喘，喉痹喉喑，肺痿肺痈，咸宜用之。有人病咳多日，或令燃款冬花三两放无风处，以管吸其烟咽之，数日果愈。嫠寡失合，阴虚劳嗽禁用，以其性温也。(《本经逢原·卷二·隰草部》)

## 黄药子

【性味】苦，平，无毒。

【发明】黄药子治诸恶肿疮瘘喉痹，及蛇犬蛟毒，研水服之并用外涂。《千金》治瘿疾，以黄药子半斤，无灰酒一升浸药，固济瓶口，糠火煨，候香，瓶头有津即止。时饮一杯不令绝，三五日即消勿饮。不尔令人项细也。又专治马牛心脾热病。(《本经逢原·卷二·蔓草部》)